うつ病を体験した精神科医の処方せん

医師として、患者として、
支援者として

蟻塚亮二 著

大月書店

うつ病を体験した精神科医の処方せん 〉〉〉目次

はじめに

まずこの本を手にとって下さり、心から感謝します。ところで、タレントの木の実ナナさんが数年前、「私もうつ病やりました！」という勇気ある一面広告を全国紙各紙にのせられたのをご記憶でしょうか？　私は快哉を叫び、彼女の人間的な優しさに目を見開かされ、その勇気に感動しました。

実は、私もひどいうつ病を体験したことがあります。もう二〇年くらい前ですが、「いっそ死んだほうが楽だ」と思うような日々が二年近く続きました。おまけに大腸癌も経験しました。そこでこの本では、うつ病の実体験の模様、家族や社会との関わり、「患者」からみたうつ病の治療、私なりに考えるうつ病の対処方法や生活技術について書いてみました。そうしたら、闘病日記と、医師のうつ病診療メモと、医学への提案とのごった煮のようなものになってしまいました。さらに、書いているうちに時々脱線し、いろいろなエピソードも盛り込みました。また、なるべく普通の人に近い感覚で病人の体験を説明するようにこころがけました。とはいえ、私はうつ病の専門家ではありません。うつ病の精神病理はきわめて複雑で、「何回」読んでも「難解」です。

むしろ、私が主として統合失調症のリハビリテーションに取り組んでいるため、統合失調症やメンタルヘルス一般の解説に通じる側面についても多く書きました。わが国のうつ病に対する対策が、行政・企業・精神医療の面で至急に改善を要する課題であることも、この本を書いて気づきました。

振り返ってみると、私の人生は精神科医として働くのが表看板だとすると、うつ病（気質）をもつ者として、いかに「楽な生き方に自分を変えるか」ということが陰のテーマだったように思います。私は本書の中で、「手抜き術」や「低空飛行」や「ともかく主義」について紹介し、いざとなった時には「トンズラ」もすすめています。しかし、実は私も仕事その他で行き詰まり、いっそのことと遥か「みちのく」から去年沖縄にトンズラしてきたばかりです。トンズラ元でもトンズラ先でもご迷惑のかけっぱなしです。申しわけなしとは思うものの、いまさら「出た小便は戻らない」。

さて、まだ「うつ病なんて気持ちの持ち方しだいさ」、「いつまでも薬に頼っていないで頑張れ」、「怠けてんじゃねえのか？」などといった言葉が、機関銃のように飛んできます。また、頑固な不眠や悲観的な気分に襲われていても仕事を休まず、「精神科に行くと変に思われるから行かない」という人はたくさんいます。

結局世の中は、バブル崩壊だの改革だのと騒がれたものの、ことうつ病を含む精神疾患について言えばほとんど変わっていないのです。それどころか自殺者は三万人の大台に乗ってから低下する気配もありません。「使い捨て労働力」の広がりや失業率の高さ、低迷する日本経済のしわよせをかぶる若年労働者と中高年労働者の長時間労働、教師をはじめ公務員さえ過労死する業務煩雑化などは、うつ病を生み出す絶好の培地になっています。

私が最も不条理と思うのは、うつ病のなせるわざと知らぬままに自殺される人たちのことです。過重労働のあまりうつ病の病的サイクルにはまってしまうと、いったい何が自分に起こって、なんで死ぬことになったのか分からないまま自殺に追い込まれます。そこには、インフォームド・コンセントなんてありゃしない。こんな時、世間に「もしやうつ病では…」との疑いを持つ人が一人でも多くおられて、近くに精神科があればたくさんの方が助かります。

うつ病は誰でもかかる病気。しかし、重くなると悲観的観念に支配されて自殺することもある怖い病気です。同時に、適切な治療により回復する可能性をもった病気でもあります。油断してはいけませんが絶望するにもおよびません。どちらかと言うとうつ病の世界を知ると「生きていてよかった」と思えるようになります。

私は、近年、過労性うつ病に悩まされていた時にこの本の執筆を勧められました。「私のような者が、こんな当たり前の事を書いたって」と何度かお断りしましたが、逆に「私のような者」でさえこうして生きているという見本をお伝えする機会と考えて、お引き受けしました。これも生きている証拠かな、ありがたし。

二〇〇五年五月、憲法記念日、沛然《はいぜん》と雨の降る那覇にて

著者

1
章
人はなぜ、うつ病になるのか

●国民の七人に一人がうつ病になる

内閣府の『障害者白書』によると、人口の五％つまり六〇〇万人あまりの国民が障害を抱えているとのこと。そのうち精神障害に苦しむ人は二五〇万人もおられる。二五〇万人というと、沖縄県の人口が一三〇万人だからその倍、青森県の人口プラス一〇〇万人、フィンランドの人口がおよそ三〇〇万人。そう例えると、いかに多くの人がこの病気で苦しんでおられるか想像がつくと思う。うつ病についていうと、最近のＮＨＫテレビの特集によれば七人に一人が生涯のうちに一回はかかるとされている。

うつ病について、ＷＨＯ（世界保健機関）の国際疾病分類（ICD-10）では次のように説明している。

気分の落ち込み、気力の減退、喜びや興味・集中力の低下、少し努力してもひどく疲れる、眠れない、食べられない、自信がなくなる、自分を責めたり自分に価値がないと思う、精神身体的な抑制症状（考えがまとまらない、身体が動かない）、体重減少、性欲減少、いらいらや怒りや焦りの感情、などが二週間以上くらい持続すると、うつ病といわれている。

うつ病は真面目で几帳面、社交的、協調的で職場でも家庭でも頼りにされる人がかかることが多い。しかも、周囲あるいは本人がそれと気づいて病院を受診し、休養と服薬を中心とした治療のレールに乗ってくれれば一応安心だが、放置しておくと自殺にもつながる。最初は疲れやすい、食欲がない、眠れないなどといったありふれた症状で始まり、しかも、本人の意識の上では病気になっても、病気になる前の自分と同じ自分であるとの感覚が続くので、発見や早期治療につなげるのが難しい。

この本では、じっくりとうつ病と取り組み、これを契機として「もっと肩の荷の軽い人生」を送れるようになることを目指している。現代は効率化と豊かさと経済成長と拝金主義が横行する社会であり、その裏の部分として、個性や非効率が抹殺され、創造性が押しつぶされる時代だ。黙って会社や社会のペースに任せた生き方をしていると、誰でもうつ病になりうる。自らと家族・友人たちの心身の安全を守るために、うつ病について勉強しましょう。私が、ある時は患者として、ある時は精神科医として、またある時は家族の立場から、水先案内を務めます。

●精神科受診までのまわり道

さて有名なバンクーバーの林宗義博士の「精神科受診経路の研究」は統合失調症を対象とした研究として読んだ記憶があるが、いくばくかはうつ病にもあてはまるかもしれないので紹介しよう。同研究によると、本人や家族の中で精神的不調や異常が問題となっても直ちに精神科受診とはならず、まず家族・親戚の中で限界まで抱え込まれるという。これはアジア的家族主義の文化にとりわけ顕著に現れる。欧米であれば、同じく家族主義のイタリア、あるいはイタリアからの移民の多いアルゼンチンが「家族という世界」の中で精神疾患を長期に抱え続ける。そうしたことの結果として林博士は、精神科受診の時期が遅れることを問題視しておられる。

実は私のみるところ、日本でも、そしてうつ病の場合でも、林博士の指摘と同様な現象が存在すると思う。大抵はまず内科に行って「何ともありませんよ」（身体的には！）と言われて帰ってくるが、問題は何ひとつ解決されないで持ち越される。そうしているうちにもっと重症化してくると、心療内科に行く人が多い。そして、手に負えなくなって精神科に紹介されてくることが実に多い。

職場でも友人でも、誰か一人、正確なうつ病の知識を持つ人がおられれば、こんなにまわり道をしなくてもすんだものをと思うことが多い。私の印象では、精神科受診にいたるまでの時間的遅れは、うつ病の場合、ほぼ半年からそれ以上という感がいなめない。精神科医の立場としては、「もう半年早く受診してくだされば、もっと早く楽になることができたのに！」と切歯扼腕することになる。職場や職業人の立場からは、半年もの時間と仕事と労働を無駄にしたことになる。もったいない。

●うつ病（気質）者のもつ「成功や達成感への願望」

私は思春期のころ暗い少年だったこと、後で述べる警告うつ病の経験、ほぼ軽うつを常態とし、低空飛行を旨として仕事を続けてきたこと、頼まれると断れない性格、仕事や翻訳作業にみる精力性・熱中性。むかし神田橋條治先生に、「蟻塚君、君の文章には『べき』が多すぎるんだよ」と言われたほど、「○○でないといけない」という「あそびのない」「きめつけ的」「ひとつの価値しがみつき的」な「べき人間」だったこと、などなどを総合すると、私はうつ病型の人間だろうと思う。

もっとも内実はきわめて神経質でもあるので、テレンバッハの「メランコリー親和型性格」のような典型的なうつ病の病前性格ではないと思う。あえて言えば、うつ病エピソードを呈する人格障害か。一方私も馬齢を重ね、自身も変化している。なので、ここに書くことが「うつ病を体験した精神科医」にふさわしくないこともあるかもしれない。しかし私の過去の行動のところどころに、紛れもなく「うつ病的なもの」が顔を出すのも事実である。

私が長く暮らした津軽（青森県）では、「先走りのドジ」や「お調子者」、「馬鹿者」、「おっちょこちょい」などをモツケ（物化）とかチャカス（お茶のカス）、ホンジナシ（本旨なし）などという。蛇足だが、津軽弁は昔の京都言葉がルーツになっている。私はモッケでチャカスだ。

一九九〇年に、「精神障害をもつ人のための就労に関する欧州会議」（ＣＥＦＥＣ）に初めて参加したときのことだ。英国での会議の二日目だかの夜の宴会。どのテーブルもドイツやイタリアなど、各国の顔馴染み同士がテーブルを占拠している。日本から参加しているのは私一人なので、どのテーブルに座ろうとも一人ぼっち。

しばらく会場を眺めていたら、一番の末席にギリシアの人たちが固まって座っておられた。まだＥＵ（欧州連合）成立前で、ギリシアは精神障害リハビリテーションの面でも底上げを要求されている立場だったせいなのか、身を小さくして縮こまっておられるように見えた。で、私は彼らのところに行って話しかけた。「こんな隅っこに座っていないで、真ん中に出て行こうよ」と。

中央では生バンドが音楽を奏でていたが、会場はさほど乱れていなかった。私はギリシアの人たちを励ました。彼らは一列に並んで中央舞台に向かって歩き始め、口三味線ならぬ口でブズーキのメロディーを奏で、片手でハンカチを振って列をなして会場真ん中に向かって歩きだした。列の一番最後には私も見よう見まねでギリシア手踊り。

そのうちに、今まで各テーブルでおとなしくしていた各国の連中が、みんなギリシア手踊りの列に加わってきた。宴会は一躍盛り上がって、会場全体が一大ジェンカ大会となり、歓迎宴会は大盛況となった。これがモッケでチャカスの私の仕業。翌朝のことだ。例によって一人で黙々と朝食を食べていると、どこの国か知らない連中が次々と私の背中をポーンと叩き、「モーニン!」(mornin!)と朝の挨拶をしていく。CEFECという欧州会議への初参加でもあり、少し自分というものの露出を強くしたのだが、後で振り返ると、ああ、恥ずかしい。

で、このエピソードで何を言いたいかというと、私を含むうつ病(気質)の人は(すべてではないにしても)、うつ的な資質(努力、生真面目その他)だけでなく、それらとは正反対の「いたずら好き」で「やんちゃ」、「躁《そう》的な快感への憧れ」や「達成感や成功への願望」といったものを併せ持っているということである。そして躁による社会的不適応や派手な躁病的言動は示さないものの、潜在的に「躁的な体験への憧れ」を抱いており、これが満たされない時にうつ病として現れるのだと思う。もしかして、うつ病(気質)者ほど成功や達成感に飢えた者はいないのではないか。

ちなみにWHOの国際疾病分類(ICD-10)を読むと、私自身はいずれの基準にも抵触しない程度の「躁的な快感や成功への願望」の持ち主だと思う。自分のことを自分で診断してはいけないが、もし私を知る同僚が私をICD-10の基準に無理に組み込んだとしても「正常とはスレスレの軽い躁」、または「ごく普通の日常生活で見られる程度の躁的気分」をみとめるかもしれない。

考えてもみてごらん。バクチ打ちは「打つだけの人生」を送るが、「何の楽しみもないうつだけの人生」を送る人間がこの世にどれくらいいるか。だから、うつ病（気質）の人は目立たなくても対極に躁的防衛ないし躁的快感への憧憬をもっているはずだ。

ここから先は独り言。WHO基準で診断すると、バリバリ仕事と業界の役職をこなし（＝軽躁）、他方で病院経営に悩む（＝うつ状態）院長クラスの人たちには「躁うつ病」の診断がつく。また、都合が悪いと「記憶にありません」と言い、つくり話を繰り返す政治家諸君には、WHO基準で器質性健忘症候群の疑いがかかる（それにしても一般人口より数倍も霞ヶ関だけに多発するなんて医学的に信じらんないよ）。これは健忘症候群でなくて権謀症候群だ。ウツ手がない。要は、診断基準は万能ではないということ。

●努力が報われる社会でないとうつ病は治らない

いま振り返ってみると、高校は地方では有名なプライドの高い鼻持ちならぬ進学校だったので、そんな学校の一員になってしまうのが嫌で、同化をひとり拒否していつも心は暗かった。うつ的ではありつつも病気とまではいかず、反抗的でもあった。

他方で中学・高校とも水泳では県の上位にいて、東京オリンピックの強化選手に指定されたくらいだから、病的とまではいかないが躁的な快感に同調する側面もあったのはまちがいない。

つまり一方では孤独と暗さを抱え、それをはねのけるために「努力して成功して癒される」という典型的な「うつ病気質維持のサイクル」を地でやっていたと思う。

内海健氏によれば、「昨今の経済不況、規範や価値の失墜、価値基準の相対化」などがうつ病の治癒を困難にしているのではないかと言う（「うつ病の慢性様態からの離脱可能性について」精神神経学雑誌、一〇六巻八号、二〇〇四）。つまり今の社会は「努力してもストレートに報われない社会」なので、うつ病が治りにくいのではないかということだ。

これを思春期のころの私にあてはめると、一方での私の暗い心が仮にうつ病由来のものだったとしても、「努力すれば学業でも水泳でも成功を収めることができた」ことにより、「私のうつ病的心情」は自然「治癒」して（または躁的防衛されて）いたのかもしれない。

となると、うつ病が治るか否かには「社会のありよう」や環境因子もかかわってくる。

つまり「努力して正当に報われる社会」でないとうつ病は治りにくい。もっと言うと、うつ病患者は成功体験や達成感に飢えており、社会が屈折して「正直者が馬鹿をみたり」、

「努力しても報われない」社会になるとうつ病は治る糸口を失う。

してみると、昨今の社会はうつ病が治るのにふさわしい社会とはいえない。収入や学歴の格差は広がり、「競争に負けた者は退場せよ！」と首相がいう時代である。セーフティネットはどこへいった？　まっとうな努力が報われる社会でない。これではうつは治らない！

大学の時は図書館によく通った。ここが「私の大学」だった。世界の全体像を自分なりにとらえたいという思いが強かった。もっぱら「自分のために、自分で課題を見つけて」片っ端から勉強した。チラシの裏がメモ用紙だった。何を勉強したかほとんど忘れたが、記憶にあるのは、キリスト教神学、中国語、中国文学、中国古代史、途上国経済と新植民地主義、哲学、社会学、古生物学その他と、まるで節操なし。

その一方で、毎朝五時起きの牛乳配達、農家での田植え・稲刈り、サイダー工場での労働、トラック助手などのアルバイトと水泳に打ち込み、語学以外の授業にはあまり出なかった。精神科の講義に出たのは三回だけ。

大学時代の精神状況にもうつ病的な要素は混入していたかもしれないが、それだけでは説明がつかない。むしろ、親離れしてオトナになる移行期の精神的課題が私の頭を占めていたと思う。アルバイトに熱中したのも、親とちがうオトナとの触れ合いを求めたのだろう。そんな精神面での履歴によって、自分は「心を対象とする精神医学」に接近したのだと思う。

大学を終え、医師となってからはまさに寝食を忘れて勉強と仕事に打ち込んだ。真夜中に帰宅してから勉強し、枕元には紙と鉛筆をおいて眠っていて何か思いつくと目覚めてはメモした。学生時代に学んだ唯物論哲学の影響で、その当時の私はパブロフの高次神経活動学説の立場に立つ精神科医の卵、つまりパブロフィアンを自称していた。中庭でランニングした後に激しいアカシジア（じっとして居ても立ってもいられないくらいイライラする症状）を呈する患者さんをみて、「これは神経活動の抑制過程が弱いんだな」などと考える医者だった。

同時に、医者の卵のくせに、精神医学や精神疾患というものを「できあがったもの」としてそのまま受け入れることには抵抗があり、すべて原初的にまたは原理的に自分の頭で納得できないと気がすまない性分であった。その性向は学生時代に、「世界の全体像を自分なりにとらえたい」と思ったのと軌を一にしている。ちょうど私が医師になった年に発行された臺《うてな》弘先生（元東京大学精神科教授）の『精神医学の思想』（初版、筑摩書房、一九七二、現在は第二版が創造出版から発行、一九九九）の序文に、「精神医学を学のつかない所から出発して、つぎつぎに問題を追うという形をとり、学問を実践する……」とあるが、恐れ多くもそれと同じ発想で仕事に取り組んでいた。
そうして一〇年たったころに激しいうつ病が一年以上にわたって続き、そのうち大腸癌が発覚した。このうつ病は大腸癌の存在を知らせる「警告うつ病」だった可能性がある。

●病気のおかげで人生が変わった

三六歳の一二月に大腸癌と分かり手術した（一九八三年）。仕事が忙しくて検査を先延ばしにしていたが、振り返るとその前の年の一年間は冒頭に書いたように、「いっそ死んだほうが楽だ」と思うくらいにひどいうつ病を抱えて仕事をしていた。このうつ病が警告うつ病だったとすると、手術までおよそ二年にわたり癌を放置していたことになる。そのせいか、癌は早期癌の時期を超えて筋肉層におよぶ進行癌であり、以後五年間、抗癌剤を飲んだ。こうして、今いち元気の出ない日が続く。二一世紀まで自分は生きているわけがないと思った。

で、このままうつうつとしていると癌が再発する、前向きに猪突猛進するしか生きる道はないと考え、当面むこう五年、英会話の勉強を兼ねて欧州に通う計画を立てた。英語も話せないので三〇〇円くらいの薄い旅行英会話の本を買って、まず出かけたのは北欧。英愛媛の金澤彰先生のご紹介によって、オスロとヘルシンキの病院を訪ねた（一九八七年）。

その次の年には助川征雄先生のご紹介を戴いて、英国のケンブリッジに「クラーク勧告」で有名なD・H・クラーク博士をお訪ねした（一九八八年）。

クラーク博士は、むかし厚生省がWHOに日本の精神医療の改善勧告を依頼した時に、WHOの顧問として日本に派遣された精神科医である。彼は国内のあちこちを見て歩いて、日本の精神医療の改善勧告をまとめ上げた（一九六八年、「クラーク勧告」）。

その内容は現在でも通用する。入院収入に依存しなくとも外来通院だけで医療機関を経営していける診療報酬体系にせよ、精神科医を増員せよ、厚生省内の高い地位に精神科医を配置せよ（似たような発想で、最近ニュージーランドはメンタルヘルス関連行政を大統領直轄にした）、精神障害をもつ人を守るための市民運動をもっと盛んにせよ、などというのが主な内容。

しかるに数年前の厚生省の幹部いわく、「クラーク勧告なんてもう時代遅れだ」と。本当にそうか？　人口五〇〇〇万人の英国の精神病床は三万、その倍にあたる人口一億人の日本の精神病床は三三万。絶対数でも人口あたりでも日本の精神病床数は世界最大。理由は地域における福祉施策の貧困さにある。もっと言うと、日本の精神医療の現状はまるでハンセン病に対する処遇と同じ隔離収容政策だ。

ところで、クラーク先生自身はとても魅力的な人である。いつまでも「やんちゃ坊主」の気質が抜けない愚直で大男のおじいさん。第二次大戦では、敵地ドイツ領内にパラシュートで降下され、敵弾の雨の下を走られた。映画『遠すぎた橋』と同じ。先生の英語は易しくて、一度その理由をお聞きしたら、「そのように努力しているんだ」（I try to make it.）とのことだった。衛星テレビで英国の国会中継の様子を見ていると分かるが、英国ではインテリほど分かりやすい単語を駆使して議論する。同時に先生は、学生時代以来の社会主義的志向を貫いた人でもある。そして何より、ケンブリッジにあるフルボーン病院院長として精神医療改革の先頭に立ち、一時はバンクーバーかケンブリッジかといわれるほどの国際的な精神医療改革モデルを作り上げた人である。日本には何度も来られていて、日本食は何でも好き。焼きとり、天ぷら、寿司、そしてパチンコ…。

臺弘先生が陸軍軍医としてマレー半島におられたのと近い年代に、クラーク先生は対岸のスマトラ島にパラシュート降下しておられる。若くして同じように社会主義に傾倒された二人の偉大な精神科医が、戦争という罠に陥れられ、ほとんど同じ時代に南アジアにおられたというのは奇遇としか言いようがない。

さて、これが縁で、ＣＥＦＥＣ（精神障害をもつ人のための就労に関する欧州会議）に入れていただき、たまたま同時期にケンブリッジに留学していた兼子直（現弘前大学教授）・伊勢田堯（現都立精神保健福祉センター長）との三人で、英国の精神科リハビリテーションの本を翻訳することになった(『精神科リハビリテーションの実際』①②、F・N・ワッツ著、岩崎学術出版社、一九九七)。これらを契機に国内と国外でのリハビリテーション関係の集まりに参加するようになり、さらに何冊か英語の本を翻訳した。こうして二〇年余が過ぎた。

おそらく病気をやらなかったら、私の医師としての人生はちがうものとなっていただろう。病というのは不思議なものだ。しかし、それもこれも生きていればこそのことと、神様の絶妙の人生脚本に感謝している。

●薬を上手に利用する

さて、米国人の三〇~四〇%くらいは精神安定剤を飲んでおり、日本人のおよそ五人から七人に一人はうつ病になることがあるというのに、日本では「精神科の薬は飲むと癖になるから飲まない」とか「精神科を受診するとおかしく思われるから行かない」という人が多い。しかし太宰治の時代ならまだしも、今は依存や中毒になる精神安定剤はない。

私もしばしば安定剤を利用する。出張に行く朝に精神安定剤を飲んでおくと、普段とちがう環境の中を移動し、多くのストレスにさらされても疲れなくてすむ。だから、「薬に依存する、頼る」と考えないで、「薬を上手に利用する」と考えよう。

薬への依存という点では、アルコールとタバコという薬物への依存のほうが比べ物にならないほど強力だし、金もかかるし、薬よりもはるかに健康に悪い。

うつ病による頑固な不眠や憂うつ気分を体験した私としては、精神科の薬を飲んで早く楽になったほうが得だと思うのに、薬を拒否して苦しむ人を見ると、なんでそんなにつっぱるの？　と思うことしばしばである。不思議でならない。もしかしたら「薬を飲まないで苦しい思いをしていると金でも貯まるのだろうか？」、それなら私もやってみたいと思うが、そうでもなく、ひたすら無益に我慢して苦しんでおられる人は多い。

薬に頼らないで「自分の精神力で克服する！」と宣言される方もおられる。うーむ、精神力ねえ。精神力について話し合い、場合によっては上手な薬の使い方や家庭での療養のあり方も含んだ、「患者さんの自然治癒力をうまく発展させる治療戦略」に到達・合意できればいい。

うつ病の場合、セロトニンや、その子分的存在のドパミンやノルアドレナリンの過不足が問題とされているので、生活のなかでそれらを調整するような行動をデザインできれば理論的には良いことになる。例えば、快感を感じる場面を増やせば脳内で快感をつかさどるドパミンが増える。幸福感・安定感・充実感などを増やせれば、ドパミンやノルアドレナリンの濃度が安定するのみならず、それらを大局から母親の如く調整するセロトニンも増えるかもしれない。運動はセロトニンを増加させるので決まった運動は治療的に働く。別の項で季節性うつ病に人工太陽を照射する治療法について触れているが、毎日明るい陽の光を浴びるとセロトニンが増えて精神的安定をもたらし、かつその子分のメラトニンを通じて睡眠が改善する可能性がある。家事や生活の習慣化あるいは「あきもせず仕事に通う」ことなども「平常心を保つ」ことにより、セロトニンが増えるそうだ。

とまあ、理論的には以上のように考えられるが、私はまだこのような「生活デザインによる治療」の経験がない。しかしこれらの方法は、うつ病の予防および療養には寄与するかもしれない。薬の量も減らせるかもしれない。でもそれは今後の私の宿題だ。

ただし、「精神力で精神疾患を克服する！」と患者さん・ご家族に言われたことは多いものの、今日にいたるまで、成功例を聞いたためしがない。そのように宣言される方々の中には、医療に背を向けて、むしろ民間の「神様」参りに行かれている人が多い。

私自身は、青森の「イタコ」「ゴミソ」や沖縄の「ユタ」に代表される民間の「神様」は優れたカウンセラーだと思っていて否定はしないのだが、祈祷その他で病気が治るとは思っていない。結局、ファルーンが地域ケアの文脈の中で「ありとあらゆる社会資源」を利用しようと提案しているように（『インテグレイテッドメンタルヘルスケア』ファルーン他著、中央法規出版、一九九七）、私たち医療者も患者さんの精神力を自然治癒力の一角として捉え、地域の「神様」もなにもかも統合的に利用して、治療戦略をまとめ上げる方向にいかないといけないのだろう。

　さもないと、依然として医療は医師の独り相撲で終わり、「神様」や「精神力」を頼るご家族には「病気を受容しない家族」というレッテルが貼られるだけで終わり、医療側とユーザー側との乖離が永劫に続くという不幸な事態を続けることになる。

●ご家族のもつ健康な復元力

　家族メンバーの一人に精神疾患が発生したとき、家族の中にいろいろな反応がおきる。ひとつは家族どうしということもあり、距離が近すぎて変化が分かりにくい場合で、問題の表面化まで案外時間がかかる。私が扱った過労性うつ病の方がそうだった。また、患者さんによっては自分の病気を感じ取りつつも、「家族に話すと心配をかけて、悲しませることになる」と、家族に話さないで自分ひとりの胸にしまいこむ人もおられる。しかし、それらは時を経て本人の病状悪化によりいずれも破綻し、本人の病気が家族全体に知られ、家族ぐるみのパニックをきたすことになる。

　この際、もっとも健康なのは本人以外の家族である。一時は家族ぐるみで、悲哀、否認、ショックなどに見舞われようとも、適切な病気の説明などにより、家族のほうが本人よりも早く精神的に立ち直られるのが普通である。つまり家族には本来、復元力があり、家族の回復は患者の回復よりも時間的に早い。そして、家族と本人の精神的回復に時間差はあるものの、家族の早い回復によってこそ、患者さんは安心して回復できるのである。患者さんの回復には家族の精神的な回復や、治療への理解が欠かせない。

これとは逆に、家族レベルで病気を受容しきれなくてくすぶり続け、時に家族として病気を否定したりすると、患者さんの回復は遅れるどころか、自らの病気も受け入れられず薬も飲まない（飲めない）状況に放置される。これが一番不幸な事態だ。

時に家族関係がもし優勝劣敗に近いものとすれば（つまり勉強の良くできる子どもは大切にされ、そうでない子どもは無視される、といったような関係だとすれば）患者さんが薬を飲むことは自らの精神疾患をさらけ出し、家族内での自分の地位を喪失することになる。このような家族関係の中では患者さんは病人役をやっておれないので、薬を飲まなくて病状悪化や再発を繰り返す人が増える。

こういうご家族を「家族内病識否認」といい、理由として親族に精神疾患の方がおられるなどのこともある。しかし三世代さかのぼると、大抵一人くらいは精神疾患の方がおられるといわれるのであまり気にしないほうがいいのではないか。私にも心当たりの親族はいる。

●精神疾患への差別・偏見・恐怖のルーツ

病気で入院し、退院した時の周囲の人々の反応は、精神疾患と身体疾患、病気の重症度、病気が世間にどれくらい知られているかなどによって異なるようだ。

まず一番身近な家族からの不安反応に直面する。かつて私が二十数年前に手術して復帰した後のことだが、もともと干渉気味の母親が以前よりもひどくなり、「身体の具合、大丈夫なの？」「風邪ひくんでないよ！」と、たまに会えば口癖のように言うようになった。私は反論しないものの、心の中では、（うるせーなあ、身体の具合のことは私自身がもっと心配しているよ。大丈夫かどうか分からんから医者が抗癌剤を飲ませてるのだ。大丈夫かどうかは医者か癌細胞に聞いてくれよ、オレは知らないってば。風邪ひくなったって、誰も好き好んで風邪ひく奴はいないよ。だから黙って何も言わないでいてくれ！）と、愚痴るばかりだった。つまり、母にしてみれば当たり前の言葉でも、私にしてみるといちいち「思想の点検・総括！」（ずいぶん古い言葉だ）を迫られる思いだった。

これは他の精神疾患の場合にもしばしば見られる現象だ。

世間では精神疾患への世間一般の偏見を問題とするが、患者の立場から言うと、その前に、まず一番身近な家族の精神的保護と安定を図り、とにかく家族自身の不安は家族自身で解決して、患者にぶつけてくれるなと願わずにいられない。

次いで職場や近隣住民の反応に、患者は直面する。足の骨折などで治療して復職した人には、周囲は割りと明るく曇りのない態度で接してくれよう。しかし、精神疾患で入院して復職した人の場合の周囲の態度には、「どう声をかければいいものか」、「どう接すればいいのか」、「励ませばいいのか」というためらい反応が生まれる。周囲もどう対応すればいいか分からなくて、困惑するのが常だ。

従って精神疾患の場合には、患者自身が「この病気を引き受けて生きていく！」という一番大きな課題と格闘する仕事に加えて、周囲の反応に耐えるという二つの課題に直面することとなる。ありふれた身体疾患よりもよほど大変なのである。

ここで大幅に余談になるのを許されよ。むかし医師になりたての頃、旧ソ連の医療視察のツアーに行った。レニングラード（現在のサンクトペテルブルク）でガイドをしてくれた美人の通訳さんに聞いたことがある。「もし自分の肉親が精神疾患になったらどう思いますか？」と。そしたら「とても怖い、とても悩む」との答えだった。

あの時代のソ連は、申し入れをしても外国人には精神病院を容易に見せなかったようだ。後で考えると「思想犯の収容」など、「旧ソ連における精神病院の乱用」が国際的に問題になりかけたころと一致していたかもしれない。

そんな精神医療の閉鎖的な体質にロシア人の彼女が困惑したのか、それとも「精神がおかされる」という疾患そのものに困惑したのか、今となっては分からない。しかし、医療は無料で医師数も多くて住宅家賃も安く、障害年金の制度も当時の日本よりは旧ソ連のほうがはるかに充実していた。だから、身内の精神疾患を怖いという彼女の答えは意外だった。しかし、巨大な田舎の、しかも旧ソ連という人権抑圧国家のことなので、精神疾患を抱える人が「社会的いじめ」にあっていたことも想像できなくはない。あるいは、社会的な制度の充実とは関係なく、精神疾患は怖いということなのかもしれない。

当時のソ連の保健医療体制は、上から一方的に与えられるだけの社会制度であって民主主義的ではなかった。観光客や上流階級向けのドルだけしか通用しないキャバレーがあり、私も誘われたが断った。親日家を自称する通訳のジェーニャに、「こんなブルジョア的なことをやっていて、それでも社会主義か?」と詰問したら彼は答えに窮していた。プライドをくじかれて口惜しそうで、それが気の毒に思えた。

この旅行では救急センターや総合病院などを見る機会もあり、その医師数の多さなどに私は驚嘆していた。あるとき、何かとうるさい添乗員をホテルに残し、深夜に数名の日本人だけで街をうろついていたら、煌々と明かりのついた救急センターを見つけた。深夜なのにコートをまとって歩き回りながら出動を待機する太った女医さんがたくさんいて、

「ここに日本人がきたのは初めてだ！」と歓迎してくれた。日本では救急車に医者は乗らないと言ったら、「そんなばかな！」と驚かれた。

そのうち出動依頼があり、私はロシア人の男性の医者と一緒に救急車に乗せてもらって患家に赴いた。心電図を取り、どうやら心臓神経症による心悸亢進だったようで、筋肉注射を一本した。日本で言えばフェノバールの注射一本という感じだった。おそらく日本人の医者で旧ソ連の救急車に乗った人は私以外にはいないのではないだろうか？　患家からの帰り際、同行したロシア人の医者にコニャックが一本お土産に差し出された。少しハゲて人の好さそうな件《くだん》の医者は、舌なめずりせんばかりに嬉しそうにそれを受け取った。

ところがだ！　翌日の朝、深夜のこの無断の行動について、蚊帳の外に置かれた添乗員を通して私たちはひどく叱られた。誰かが私たちの行動の一部始終を密告したにちがいない。つくづく了見の狭い嫌な社会だと思った。でもスパイ容疑で検挙されなくてよかったと言うべきか。

似たことは英国でもあった。ケンブリッジに行った時、たまたま日本のN大学の先生の一軒家に招待された。彼は単身赴任。翌朝早く、春の外気の心地よさに魅せられ、私は誰も近所から見られていないつもりで芝生を歩き回り、早い朝の香りを堪能していた。それから間もなく、ご近所から「見かけぬ男が侵入している」とのご注進。ご近所ではどこかの窓から私の行動を監視していたらしい。ドイツはもっとひどい監視社会だと聞いていたが、英国も陰険だ。ウチとソトの区別に敏感、ということはつまり日本と同じ島国根性。

さて、話をもどそう。精神疾患についての差別・偏見・恐怖の所以についてはいろいろな理由が考えられる。ひとつは自分の精神（自我）が自分のものでなくなるという精神疾患特有の根源的恐怖、自己統治能力の喪失。二つ目には周囲の人たちの無知。これには病気についての無知もあるし、精神疾患を病んだ人と触れ合ったことのないための無知もある。そして三つ目、これは日本特有かつ精神疾患に特有だと思うのだが、疾患そのものへの恐怖よりも、「精神疾患によって二次的に引き起こされる社会的不利」への恐怖。これには失職、無収入、家庭離散、離婚その他のものが含まれる。

発病による自我の変容という根源的恐怖は、自分で受け止めるしかない。二つ目の社会の人たちの無知については、精神疾患を病んだ人たちとともかく触れ合う機会を社会の中で増やすことである。例えば学校で福祉教育と称して当事者が体験談を語ったり、冒頭の木の実ナナさんのようにマスコミに出るとかがある。

待てよ、派手にマスコミに登場したわけではないが、こんなのもあった。数年前、モッケの私は弘前市長選挙に出馬した。その選挙応援の実質的な母体と政策は、市内の障害種別を越えた「障害者プランを作る会」だった。あるとき七〇〇人余が参加して演説会がもたれた。演説会のトップを飾った若い男性は、「私は精神分裂病です！」とまず叫んでから語り始めた。

車椅子の人、脳性まひの人などいろんな障害をもつ人たちが壇上から叫んで、私の応援をしてくれた。会場は深い感動に包まれて静まり返り、「自分の住む所と同じ街にこんなつらい思いをしている人たちがいたんだ」と初めて知って涙した人もいた。

おそらく、こんな風に障害をもつ人が前面に参加して街づくりを訴えた選挙は日本で後にも先にもないだろう。精神分裂病（＝誤解を招く呼称だとして統合失調症に変更された）という病名は、かつて差別・偏見のもとだったにもかかわらず、この時ばかりは参加した聴衆の心を揺さぶる言葉となった。こんな風に、うつ病にせよ統合失調症にせよ、その言葉や当事者の存在が世間で当たり前に市民権を得るようになれば、世間の見方も変わるにちがいない。

最も厄介なのは、精神疾患にかかったために解雇されるなど、二次的社会的にこうむる不利益のつらさ・困難さである。「うつ病になりやすい性格・気質」については後述するが、日本では「うつ病になりやすい気質」の人を社会的に有能であるとして都合よく肯定するきらいがある。そのくせ、いったんうつ病になると、足手まといだとばかりに解雇したり閑職に追いやったりする。そうしたことも含めて、精神疾患にかかったあと二次的に受ける経済的社会的困難・不利益こそが、精神疾患への偏見・差別・恐怖の最も強力な源であると私は思う。

逆に考えると日本は表向きの繁栄を誇っていても、実は病気ひとつで、いつでも、社会のどん底に陥りかねない「経済的・福祉的に底の浅い」社会なのだ。このあたりをどうするかが国づくりの基本なのに、財政不足を錦の御旗として、小手先で制度のつじつまをあわせようとする現在の政府の本末転倒ぶりは困ったものだ。

うつ病は時間をかければ、必ず回復する。ただし、それまでの時間を政府・行政は経済的に保障してほしい。例えとしては語弊があるが、「故障した労働力」を「修理」することで、いずれまたこの国の生産力が上がるのだから、それまでの時間とカネを保障してほしい。同じうつ病でも、戦争当時の英国を率いた首相のチャーチルは、身体が疲れるものだから来客があってもベッドに寝たまま応対した。しかし、彼はうつ病だからという理由で解雇されることはなかった。

●治るということ

「治る」ということの真意は病気になる前の状態に復することではなくて、「肩から力を抜いてもっと楽な生き方に変わる」ことに他ならない。病気になる前の「肩肘張った自分」に戻るだけなら、また同じ病気になる。

実際には何度かの試行錯誤を経て、その中で「生き方」「人生への考え方」「生きる環境」などを変えて「治る」、つまり「社会へのその人にあった再適応」を果たされていくようだ。

聞くところによると、チャイコフスキーはその人生で五〇回の躁うつ病のエピソードを繰り返したといわれるが、五〇回はあまりにも多い。普通はもっと早くに自分の身の丈にあった生き方を見つけて再発しなくなるものだ。

ラフマニノフのピアノ協奏曲第二番はとても印象的なメロディーで知られるが、彼がうつ病の時に書いた作品だ。同じくピアノ協奏曲第三番はうつ病が治ってから書いたという。二つの作品の曲想のちがいはまるで別人が書いたかのように歴然としているが、背後の精神状態のちがいによるのである。

●精神身体反応としての精神疾患

ふつうに精神疾患と聞くと「精神だけの病気」「気持ちのありようの病気」と理解されがちだが、まったくそうではない。すべての精神疾患・精神的不調は身体面の反応を併せ持つ。

この本の執筆を依頼された頃、私は激しい五十肩の痛みのため毎日三時にならないと眠れない、あるいは、朝の三時になると目覚めてもう眠れないといったひどい状況に悩んでいた。それでも、診療・当直・理事長の職務は続けていた。毎晩の不眠と肩の激痛とが休みなく続き、半年を経過したころ、すすめられて鍼灸師のもとに通いだした。鍼灸のボスは痛む肩には一本の針を打つでもないのに、たったの五日通っただけで半年来の肩の痛みも不眠も消失した。これには驚いた。痛みというもののほとんどすべてには、精神的な要因と身体的な要因とがある。とりわけ五十肩はそうだ。だから針治療で、不眠と肩の痛みとが同時に治ったのは理解できる。

その後も鍼灸のボスのところに通い続けた。パブロフの高次神経活動学説には「気持ちの張り」(sthenia) という概念がある。これが東洋医学でいう「気」に近いか、または同一の概念ではないだろうかと私は考えていた。鍼灸のボスとそんな議論をしていたら、不眠にもうつ病にもそれぞれ対応したツボがあると鍼灸の親分はおっしゃる。

たしかに、精神科をやっているものの立場から、精神症状の変化に伴う身体面の変化はたくさん経験してきた。だから、鍼灸で精神疾患を改善させる試みがあってもいいと思う。

精神疾患の急性期には風邪をひく人はほとんどいない。患者さんが風邪をひいたと聞いて、「ああ、精神科の急性期が過ぎたんだなあ」と思ったり、ひどくたまっていたストレスから解放された後に円形脱毛ができたり、私みたいに院長になって一年で頭が真っ白になったりする反面、苦労から解放されるといったん白くなったヒゲがまた黒くなったり…、と精神面の変化に応じて現れる身体面の変化はたくさんある。

ことほど左様に、身体と精神とは切っても切れない関係にあるのだ。医学の世界にストレスという言葉を持ち込んだセリエの「ストレス学説」も、心と身体との密接な関係を強調した。つまり、精神疾患の予防、治療、養生にあたってはすべからく心身両面からのアプローチが有効でかつ必要だということだ。

最近、鹿児島の神田橋條治先生が東洋医学を実践しておられるのも、それが西洋医学と異なり、心身両面にわたるケアの技術を蓄積しているからだろう。なにしろ西洋医学だけでは静養にならんのだ。私も東洋医学の本を勉強しているところである。針を打ちまくりたいが、打たせてくれる練習台を募集している。

●うつ病の診断と分類

この一〇年くらいで精神科の診断基準が国際的に変わった。米国のものもWHOのそれも症状を箇条書きにし、そのうち何個該当するかで診断が決まる。これを「操作的診断基準」という。確かに誰にでも分かりやすくはなったのだが、その人の動作や姿態のありよう、表情の細かい変化、感情の優美さや余韻のあるなし、などといった面については省略されてしまった。

実はこの省略されてしまった部分をいかに豊かに言葉で描写するかが、私たちの世代の精神科医にとって修行のひとつの柱だった。なので、私は新しい操作的診断基準に関心がなく、たまに労災認定の時の診断書に使うだけだった。合理的という名の下に、大切なものがまたひとつ削ぎ落とされた思いがする。しかし、国際的な統計などをとるためには統一された診断基準が必要であり、やむをえない面もある。

というわけでWHOの診断基準（ICD-10）をもとに躁うつ病について説明してみる。新しいWHOの診断基準では「躁うつ病」という言葉を用いないで「気分障害」としている。英語で言うと、「躁病」は「mania」（時に「狂気」と訳す）だから躁うつ病という名称が社会的に不利なレッテルに重なり、それで呼称が変えられたのかもしれない。

そして気分障害は、躁病性エピソード、うつ病性エピソード、持続的気分障害の三つに分類され、これらの障害のほとんどは再発する傾向にあるとしている。この気分障害は次の五つに分けられ、最後の持続的気分障害以外は通常何らかのストレスに起因してエピソディックに出現し、そして消失する。

・うつ病だけ（単極うつ病）
・うつ病と躁病（双極型）
・躁病だけ（単極躁病）
・躁病とうつ病を合併するもの（混合型）
・持続的気分障害

この中で一番多いのは、うつ病だけを呈する単極うつ病のタイプだ。WHOの診断基準では「再発を繰り返す」とされているが、人生に一度だけうつ病を呈して後は何も起きないという場合もある。何度も再発を繰り返すものもある。時には放置しておいて自然治癒する場合だってある。が、逆に放置して自殺される場合もある。

●うつ病の原因—環境要因と個体要因

うつ病の原因を特定するのは簡単ではない。それには、環境要因と個体要因とを探らないといけない。

当たり前のことだが、人は無菌状態のガラスの箱の中で生きているわけではない。当然、仕事や家庭、対人関係、金銭問題、通勤ラッシュなどの環境要因の下で生活しており、かつそれらのもたらす困難に対処する個体側の技術には個人差がある。つまり、その個人が被曝するストレスの種類や、ストレスへの抵抗力などの個体側の要因も各人各様・多種多様である。

私の知人で失敗するたび、「わあーっ、まちがってしまった、ごめんなさい！」と大声で悪びれずに叫ぶのが口癖の人がいて、周りは「また始まった」とあきらめていて誰も咎めない。この人などは、個体側の「問題処理能力の達人」と言っていい。

他方では、他人に一言言われただけで悩みを何日も引きずったり、失敗するとまるで自分という存在がすべて否定されたかのように思い込んで死を選ぶ人さえいる。

つまり、うつ病は、家庭や職場・学校などの「環境要因」と、必要以上にくよくよしたりする性格など「個体要因」とが複雑にからみあい反応しあって発病する。俗に「燃え尽き症候群」と言われるものもうつ病とオーバーラップする病態を呈するが、これには過重労働に加えて職場の対人関係がうまくいかないことが重なって発病する。

●環境要因

うつ病の環境要因としてそのストレス度の強い順に列挙すると（Richard H. Rahe　のスケールを翻案）、

・［家庭状況関連］　配偶者や近親者の死亡、離婚、別居、失恋、結婚、家族の病気、妊娠、家族成員が増えること、性生活上のトラブル、配偶者との喧嘩、子どもの家出、引っ越し、レクリェーション活動の変化、社会的活動の変化、睡眠習慣の変化、家族団らんの変化、食習慣の変化、長期休暇など。

・［就労就学関連］　解雇、退職、仕事上での再適応、転勤あるいは配置替え、昇進または降格、配偶者の就職または退職、学校が始まる、上司とのいさかいなど。

・［経済状態関連］　およそ一〇〇〇万円以上の借金または担保、抵当物件の権利喪失など。

・［個人的ストレス］　拘置所への拘留、怪我や病気、親友の死、優れた個人的業績、習慣の変更、些細な法律違反など。

そして、前述のようにこれらのストレス因子は、それを受け止める個人個人によって困難度の大きさが異なる。

上記のうち、結婚、引っ越し、昇進がうつ病促進的に作用することについて説明しよう。いずれもおめでたいことのようだが、それまでの自由な一人暮らしから性格の異なる者どうしの同居によって環境が大きく変化する結婚は、結構ストレス度が高い。引っ越しは特に主婦の場合に、それまでのご近所の友人を根こそぎ失うことになるので、強烈な喪失体験となって作用し、うつ病を起こしやすくする。同じような理由から、お年寄りの引っ越しや新居への転居も禁忌に近い。

職場での昇進は傍目には成功だと思われるが、当人にとってはより水準の高い新しい課題の遂行が求められたり、上司と部下の板ばさみになったりするために、新しいストレス要因を抱え込むことになる。このほかに「荷下ろしうつ病」と呼ばれるものがある。これは長期にわたる過重な負担から解放された途端に、精神的均衡と拠り所を失ってうつ病になるものである。

●個体側の要因と「状況論」的発病

昔から個体要因として、躁うつ病になりやすい性格や気質が指摘されてきた。クレッチマーの「循環気質」は古くから有名で、「活発、爽快、陽気、精力的で熱中性」などの性格が躁うつ病の発病に影響するとされてきた。ついで、テレンバッハの「メランコリー親和型性格」では、「几帳面、勤勉、強い責任感、他人への配慮、秩序へのこだわり」などがあげられている。日本の下田光造による「下田の執着気質」は、「凝り性、几帳面、責任感の強さ」などをあげている。

いずれの性格も社会的な適応がよく対人協調的で、日本では社会的に有能な性格とされてきた。このほかにも「うつ病になりやすい性格・生い立ち」としては、「挫折の経験が少ない、他人と協調的で断れない、自分への『あるべき』理想が高い、生真面目、杓子定規、はめをはずせない、遊べない、努力家、責任感が強い…」などの資質があげられる。

ところで私自身の例をとれば、思春期の「努力」という営みは「成功」や「躁的快感」に支えられていた。あるいは私は、「結論が出ない中間に耐える能力」を強調する一方で、それと正反対の突拍子もない「逆転の発想」をすすめたりもする。これらは内容としては矛盾している。が、私自身は矛盾と考えていない。

だからお前は循環気質だと言われればそれまでだが、うつ病（気質）の人間は、「とても協調的で努力家で…」といった側面と、「ある意味で突出した感情・行動への願望」との二つの極を持っており、その二つの極が適応的に相補う（バランスがとれている）時に元々の性格が破綻しないですむのではないか。

つまり、本来的に「うつになりやすい性格」自体はシステムとして破綻しないように、その構成する各々の性格因子が補い合い支えあうようにできているのだろうと考えている。この仕組みを利用すると、自然治癒力を取り入れたうつ病の治療戦略ができるかもしれない。

こうした個人のもつ資質と、上記のような環境要因とが反応してうつ病が発生する。実際には個人の資質と環境側のインパクトの大きさの比率を明確に分けにくいこともあり、「個人と環境がからみ合った状況」の中で発病するので「状況因」(situagenic factor)によって発病するとされる。

とはいえ、これらのうちのどのような性格であろうとも、長時間過密労働の下におかれれば(つまり環境の負荷の大きさによっては)うつ病になる。従って、「性格がこうだから、うつ病になった」との安直な結論を出してはいけない。

かつて私が過労性うつ病による自殺を労災と認定させた事案では、たしかに本人は几帳面でまじめな性格であったが、それ以前の職場での適応に問題がなく、ただ「支店長が病欠して本人が代理を務めることになり、時間外労働時間が増大した」ことによってうつ病を発症し、家族本人とも重症うつ病とは気づかず自殺された。性格だけが問題でうつ病になるのでは決してない。

●他の原因によるうつ病

前述のようにうつ病は、環境要因と個人要因との反応によると書いた。しかし、医師はそれ以外の原因によって目の前の症状が現れているのではないかとの疑いを、とりわけ初めての診察の時には念頭におく。

いくつかあげよう。癌による警告うつ病の可能性、これは未だ気づかれない癌が体内にある時にうつ気分が持続するものである。私もそうだった可能性がある。体が癌の存在をうつ病というサインによって警告するのである。その他には甲状腺機能低下症がある。気分を含む生命活動全体が低下するため、うつ病そっくりの症状を呈する。脳腫瘍も脳波その他の検査により除外しておかないといけない。覚せい剤やステロイド、インターフェロン、ある種の降圧剤など特定の薬剤の長期使用がうつ病に似た症状を呈することもある。

アルコール依存の背後にうつ病が持続していることはしばしば見られる。従って、アルコール症の治療にはもっと抗うつ剤を用いたほうがいいかもしれない。逆に飲酒により「飲酒後抑うつ」という名のうつ状態がくることも念頭におく。

膠原病などの免疫疾患や他の内分泌疾患もうつ病との鑑別診断を要する。その他には、パーキンソン症候群にはうつ病の併発がよくみられる。アルツハイマー性認知症の初期の無力無反応はうつ病と紛らわしいし、境界人格障害や社会的引きこもり、などにもうつ状態が認められる。

とはいえ実際には、悪性腫瘍の存在を示す腫瘍マーカーにしろ、甲状腺検査にしろ、必ずしも歴然とした陽性所見を呈さないこともあり簡単ではない。

●日本はうつ病促進社会

前述の「うつ病になりやすい性格」のうちクレッチマーやテレンバッハの「循環気質」および「メランコリー親和型性格」は、欧米諸国や彼らのお膝もとのドイツですら否定的な資質として捉えられているという（『躁うつ病の精神病理』笠原嘉、弘文堂、および中井久夫の前掲書による）。しかし日本では、「うつ病になりやすい資質」の人は社会的に有能であるという理由から、半ば肯定的なものとして捉えられてきた。

欧米でこのような「うつ病になりやすい性格」は、「成熟した自己の不在」ないし「個としての自殺行為」として否定される。しかし、日本の社会は「個としての有能さや成熟度」よりも、社会つまり企業にとっての有能性を重視してきた。だから日本の社会はうつ病を減らすのでなく、むしろ自殺やうつ病をより多く発生させるベクトルを持った社会であるといえる。

まして「努力すれば報われる」という、とうに失われた初期資本主義の理念というか幻想をふりまく保守の政治家の言説を信じたり、学校の校歌のような有害な理想を信じ込まされた若者にとって、今の社会はあまりにも報われない世界である。うつ病や無気力な若者が増えて当たり前だ。

実はここだけの話、努力するだけでは報われない社会だということを一番よく知っているのは政治家である。その証拠に、最近の政治家は自力の叩き上げ当選は少なくて、ほとんどが親の地盤・票・業界とのつながりなどをそっくり譲られて議員に当選している、つまり二世議員が圧倒的に多い。初期資本主義の「努力が万能」との理念が通用しない社会であることを知りつくし、親からゆずられた議席にしがみつく彼らに、今の若者を「ニート」がどうのこうのと批判したり、決め付けたりする資格はないはずだ。うつ病の多発と自殺者の増加、「ニート」と呼ばれる若者の増加などの背後には、硬直した、「努力しても報われない」社会の流れがある。

「メランコリー親和型性格」を提唱したテレンバッハ自身が、その性格の中に「自滅」の危険を指摘したというが（笠原編、前掲書）、人間の価値基準を「社会的役割」という「外的なものさし」に置くのはまちがいである。しかし、日本社会ではつい六〇年前まで「自己犠牲」や「忠君愛国」が叫ばれ、人間の価値を「内的なものさし」でなく、「外的なものさし」で測ってきた。だから飛躍するが、社会の危険な流れよりも自分を大事にすること、うつ病を防ぐことは、平和を守り、良い社会を築くことにつながる。

一方、このような「うつ病になりやすい」資質は本人が選び取った結果として実現するものではない。例えば、代々栄えた家が没落しかけたときに生まれ育った子どもは、努力・克己・勤勉・協調・成功・責任感などの課題を取り込み、その人の資質として育んでいく。だからその人の資質は個人だけの責任でなく、あえていえば「個人と社会との協同謀議」によってはぐくまれたものといえる。

●働くことは、うつ病の予防にも原因にもなる

私はこれまで精神科リハビリテーションの文脈で、「社会的役割つまり―仕事人、学生、主婦、画家、父親、夫、母親、妻その他―があってこそ人は人として生きられる」と強調してきた。確かに、社会的営みとしての労働を行ない報酬を得ることによって、人は自分の価値を現実社会の価値と結びついたものとして確認できる。その意味で、労働は人を人らしくさせてくれる。しかし同時に、人を病気にするのも労働である。労働は人を救い、同時に人を傷つけて病気にもする。

もっとも、「働く権利」は仮に心身の障害があっても保障されるべきである。障害があればその障害に配慮した条件の下で、人は働く権利がある。しかし同時に、仕事に対する見方はかつての時代よりも柔軟多様であっていいのではないかと思っている。

長い間私の外来に通い続け五〇歳になった男性の患者さんが、ある時、「仕事をやめたい」と言った。私は賛成した。むしろ、「君は長いあいだよく働いた、それだけ働けば十分だ」と彼を誉めた。

ある保健師さん。五〇歳を少し過ぎた年齢でこれからが働き盛りの課長職。しかし血液病を患い、自分の長い人生を考えていったん退職し、以後は自分で生きる道を開拓したいという。私は賛成した。彼女の働く保健所の人間はみな反対し、賛成してくれたのは私だけだったと、彼女から感謝された。

五〇歳代後半で、欧州の航空会社の室内乗務員を退職された女性の話。五〇歳を越すと「仕事量は五〇％に、給料は七五％に減らす」社内制度があり、結構な数の人が応募するという。社内経験の長い人の給料は高いから、仕事量と給料の減った分を若い人の人件費に回すのだという。なるほど！　これはすごい制度だ、日本にもあればいいなあと私は思った。

この話を聞いて医者の労働を思った。若い頃の私は、土曜も日曜も関係なく一月半も休みなく病院に通って仕事や当直をした。仕事に脂が乗ってきてからは、夜遅く帰ると家族はみな寝ていて、一人でシベリウスを聞きながら冷えたカレーを食べて寝た。わびしい話だ。思えばそのころすでに、私個人と家庭とのいずれもの崩壊の兆しがあらわれていたのだろう。ある朝の出がけに、当時小学生だった長男が言った。「行ってらっしゃい」でなく、「お父さん、またきてね」と。その後、五〇歳代になっても週に何度か当直をやる生活が続き、三～四時間の睡眠しか取れぬまま翌日も通常の診療をしていて、とうとうダウンした。「このままでは定年前に死んでしまう」と思うに至り、それならいっそと沖縄にトンズラした。つまり私の場合、働くことが過ぎてしまい、個人と家庭をおしつぶしてしまった。気がついた時には身も心もボロボロになっていた。

そんな生活を続けていたので、元スチュワーデスさんの話はとてもうらやましく思った。厚労省は「医者が過剰だ」と言うが、実は日本の医師労働は労働基準法違反で、個人と家庭をはじめ医師の市民的権利を犠牲にして成り立っている。銀行にも郵便局にも行く時間がない。で、銀行に行くのを先延ばしにしていたら、住宅の固定資産税未納による差押え状がきた。

京都の立命館大学から集中講義を依頼された時、宿泊は構内の末川博記念館だった。一階ロビーに、今は亡き硬骨のリベラリストであられた末川先生の色紙があり、読んで私はいたく感動した。いわく、「二〇歳までは他人様に育てられ、二〇歳から五〇歳までは他人様のために生きる。五〇歳を過ぎたら自分のために生きる」と。

そうなのだ、五〇歳からは自分のために生きていいんだ！　理想的には仕事の中に自分の価値を同時に見出せればいい。しかし仕事に価値を見出せず、自分の思いと仕事とがひどく乖離している場合は、「死んだふりをして、低空飛行で仕事を続ける」か、またはある年齢がきたら「第二の人生」に踏み出すか。少なくとも自分という価値を、仕事という「外的なものさし」の下に置いてはいけないと思う。と言うと、理想論だとされるやもしれぬ現実であるが、働くことはうつ病の予防になると同時に、原因ともなりうる。

仕事の中に自分の理想が見出されれば一番良い。が、必ずしも仕事の中に自分の価値を見出せるとは限らない。つまり、働くことと、自己の精神衛生とが双方ともに満たされることはなかなか難しい。で、仕事の中に満足、特に人生を賭けるような理想を求めようとすると仕事の奴隷になりかねない。

精神療法家として有名だったフリーダ・フロム・ライヒマンは、「自分の精神衛生の源を仕事に求めてはいけない」と言った。…とおっしゃられても、仕事に割く時間と精力が一番多いのが現実ではある。フリーダおばさんのこのくだりに、いつも、「うーむ、難しい」とため息をつきながら立ち戻る機会をもとう。

●精神障害を抱えつつ働く権利

ところで、呉秀三氏は、明治時代に座敷牢が合法化されようとしたのに反対して、東京帝大精神科の教室員を派遣して座敷牢の全国調査を行なった。そのときの報告書の中に、「日本の精神病者というのは『二重の不幸』を負っている。ひとつは病を受けたことの不幸、もうひとつは、この国に生まれたことの不幸だ」とある。「この国に生まれたことの不幸」とは、あの時代に凄いことを言われたものだと思う。今日的に言うと、社会的な不利のことで、とりわけ就労の側面では依然として強い。

前述したように、私はヨーロッパの精神医学関係の集まりであるCEFEC（精神障害をもつ人々のためのソーシャルファームや協同組合、そして雇用創出のためのヨーロッパ会議）に入れてもらい、一九九〇年からその年次集会に参加している。「ファーム（Firm）」というのは企業のことをいう。協同組合はイタリアやスウェーデンに多い。で、ちょうどその頃CEFECでは「精神障害をもっていても働く権利がある」という「権利の章典」を作り上げ、後にこの「働く権利の章典」は欧州議会で採択され、EU加盟国は毎年一回、この章典に書かれてある事項の順守状況を報告することが義務づけられた。

CEFECが強調し、私も大切だと思うのは、障害をもつ人も障害の程度に見合った保護性の下で働く権利があるのであって、決して弱肉強食の世界の中に行って「さあ、働け」というのでないことだ。CEFECのもうひとつの特徴は、ソーシャルファームは一般企業とオープンな市場で対等に戦うことを目指していることである。つまりソーシャルファームの性格には二面性があり、一面では一般企業と同様の存在でありつつ、他方ではリハビリテーション・教育・トレーニングなどを提供するという目的を持っている。さらに、労働者にはユニットの発展や意思決定に関与する道が残されている。

たとえば、ドイツのある大学の職員食堂はソーシャルファームが経営し、一日に一〇〇〇食くらい出している。私が福祉法人で弁当屋の社長をしたときには一日あたり一五〇〇食が採算分岐点だったから、ドイツの例がいかにすごいか分かる。いずれにせよ、三次産業で、一般企業と対等に戦わないともうからない。香港では「セブンイレブン」を買収して、障害をもつ人の団体で経営している。ニュージーランドでは、障害者の作業所で品質の良い椅子を製造しているが、注文が殺到しているため納入までに一年くらいかかると聞いた。スウェーデンの半官半民の障害者企業・サムハル社では、一万人もの障害をもつ人を雇い、同社の木工家具は世界に輸出されているが値段も高い。

つまり障害をもつ人の作業所といえども、高い収入を目指し、品質の良い製品を作ることを目ざすべきである。「どうせ障害者の作業所だから一般企業とは対等に戦えそうにない」という、戦う前からのあきらめ的発想はまちがいではないか。そうした考えは、障害者への差別を助長しているのではないか。

一方、カルガリー大学のアリスン・オルブライトは途上国の障害者雇用の文脈の中で、「途上国は先進国で行なわれている雇用制度をまねようとしてきた。しかし、途上国は賃金労働者の規模が小さく課税基盤も小さいので、一般雇用でも保護雇用でも可能性が限られている。したがって、小規模企業を自営するべき」と主張している。私はＣＥＦＥＣが途上国における障害者企業のモデルになると思っており、いずれ、アジアと欧州のあいだでの経験交流と連携を夢見ている。

桃の花

大学の寄生虫学の教授が最終講義で、「いい師匠に恵まれること」の大切さを教えてくださった。その後卒業して四〜五年した頃だろうか。外来での精神医療の理論としては「生活臨床」から多くを学んでいたが、大量の長期入院患者を抱える入院医療をすすめるにあたり、その治療論ないしは作業仮説として精神分析学を学ぶ必要性を感じていた。

といっても、東北地方で精神分析を実践している人はいない。まして私たちの目の前にいたのは、決してフロイトが寝椅子を用いて治療したような神経症の患者さんでなく、統合失調症の患者さんたちであった。たまたまそのころ、雑誌『精神医学』や『臨床精神医学』で山梨の松井紀和先生が、作業療法、デポ剤、精神療法などについて書いておられ、私はそのような論文を書きつつ、精神分析の専門家でもある松井先生にいたく共感・感銘した。で、私はこの先生にお会いしないと自分の精神科医としての道は開けないと思った。

早速に山梨日下部病院に電話をかけた。何しろ電話の相手は名だたる慶応大学の関連病院。こちらは東北の片田舎の名もない貧しい精神病院。電話が通じて用件をお話ししたら、交換手が「どなたのご紹介ですか」と聞く。私は、「ご紹介がなければ会わないなんてけちな人間なら会うものか！」と憤慨したが、松井先生に電話を取り次いで下さった。そして、たしか一九七七年の二月一〇日にお訪ねする約束をしていただいた。

ところが、私の都合で二月一〇日に行けなくなり、電話でお願いして三月一〇日に延期していただいた。あり難くも、とても快く変更してくださり今でも感謝している。ところが、三月一〇日にまた行けなくなり、再度電話でお願いして、今度は四月一〇日に延期していただいた。このときも松井先生は快く変更して下さった。

さて、その四月一〇日のことだ。予想もしないことが起こった。当時の国鉄が全国ストライキをうったのだ。さあどうしよう。「仏の顔も三度」とか言う。ここでまたお会いする日を延期するというのはあまりにも失礼だ。そして、もし今回延期したなら、私は永久に松井先生にお会いできないだろうと思った。かくなる上は、国鉄など他人に頼らないで自分で車を運転していくのが一番確実だ。で、決意して愛車のトヨタボローラ（あちこちに穴があき錆びていた）を引っ張りだして走り出した。東北自動車道もたしか仙台の北の築館あたりまでしか開通してなかった。

片道七五〇km、往復で一五〇〇km。途中仙台付近でボンネットから白い煙が出て、ガクンと車の速度が落ちたので小休止したものの、山梨になんとかたどりついた。弘前を午前に出て夜を通して走り続けて翌日の午後に山梨市に入り、目指す日下部病院に近づく時、果樹の花咲く曲がりくねった農道を走った。桃色の花が咲いていてきれいだった。病院に着いたら、松井先生はじめ病院の方々がとても心配して待っていて下さった。ありがたかった。

以来二十数年間、先生からは、精神分析、精神療法、事例検討、集団精神療法、作業療法その他、スピリチュアルな教えをたくさんいただいた。あの時、もし国鉄のストにめげていたら松井先生という「生涯にわたるいい師匠」にはお会いできなかっただろう。あれで私の人生は変わった。

叩けよ、さらば開かれん。良い友・良い師匠に恵まれるには、身を挺して飛び込むのが良い。そして、自分が「この人こそは……」と思って飛び込めば、必ず受け入れてくださるものである。あとで伺って初めて知った。あの桃色の花は、桃の花だった！

しかし…、以上のような私のエピソードからも、私がいかにしつこいか、土壇場で常識外れの野蛮な対処の仕方をするか、そして、うつ病につながるような「きまじめさ」の持ち主であるかが見て取れなくもない。

2
章
うつ病は「理屈なく」つらい

●うつ病は心の肺炎だ

うつ病の診断および分類については前述したが、実際には病気および個人によってもっと細かいちがいがある。

まず憂うつ気分があまりなくて、不眠・肩こり・疲労感など身体症状が主なものを仮面うつ病と呼ぶ。

次に、不安が心身の抑制よりも強いタイプと、逆に、不安よりも心身の抑制が強いタイプとがある。心身の抑制とは思考面と身体的活力との両面にわたる生命力低下、いわば車のバッテリー不足で馬力が出ない状態と同じであり、身体的に疲れる、考えが湧いてこない、頭が回らない、新聞を読んでいても字面を追っているだけで意味を理解できない、何事にも興味がわかない、今まで処理できていた仕事が処理できない、他人と会いたくない、いらいらする、などの症状である。

このほかに焦燥感の強いタイプ。怒りなどの激越的な感情の表面化したタイプ。妄想の表面化したタイプなどがある。

が、どのタイプにせよ仮面うつ病を除けば、心の内面では悲観的認識、悲観的気分、抑うつ的感情が時間とともに進行していく。

全体としては表で示したように、初期・極期・回復期の三つの病期に大別される。初期には細かい不安が繰り返される。何とかして現状から脱出しようと、当座の作戦として「ハウツー」をいっぱい考える。同時に、内面的には抑うつ的な感情や認識・気分・心身の抑制が進行していく。

中期というか極期というか、心身の抑制が極に達した段階ではもはや細かい不安に揺さぶられる余裕もなく、外見的には寝たきりに近く、何もやれないし何も生産的なことは思いつかない。

そして回復期に至る。この時期は難しい。まだ完全に悲観的な気分から抜け出したわけではないのに、以前よりは心身の抑制が取れてきているため、自殺などの「行動化」に走る可能性が高くなる。一方、極期に何も考えが湧かなかったのとは異なり、自己を反省してあれこれと悩むのみならず、周囲環境への反応力も回復しているので「周囲の一言」に大きく傷ついたりもする。極期には周囲のことを考える余裕もなく周囲からの刺激は入ってこなかった

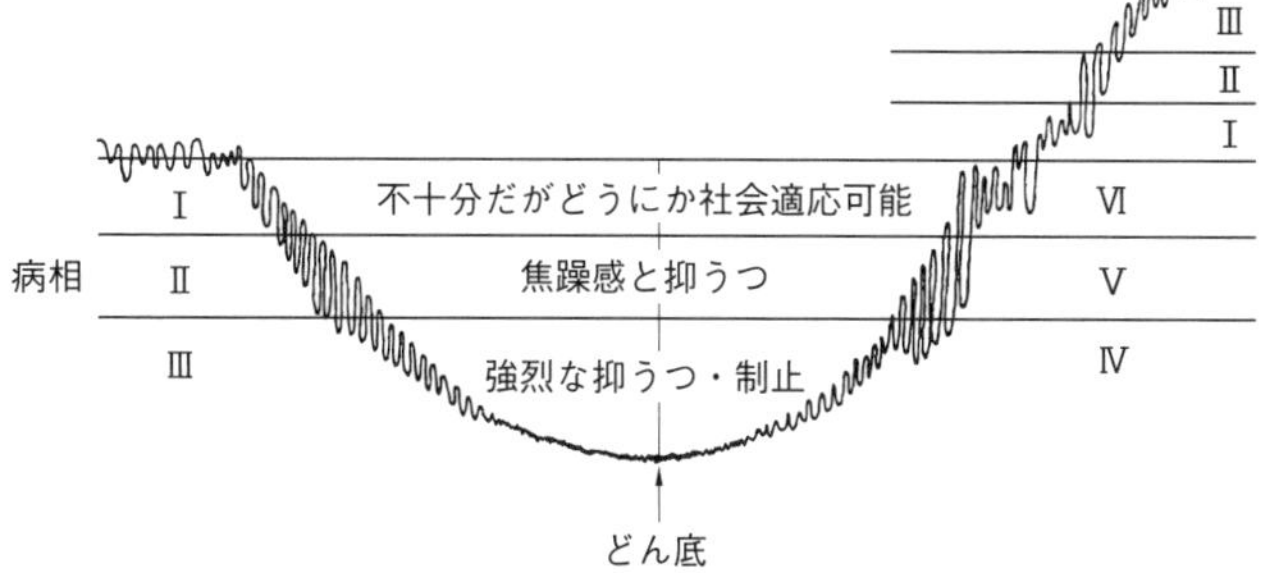

経過図（Kraines, S.H. 1957）

（従って周囲としては「そばにいてくれるだけでいい」の態度しか取れなかった）。しかし、回復期は不安定で、まるで「三寒四温」のように気分の激しい浮き沈みが繰り返される。精神的な不安定さは、回復期が一番大きい。

そして、この回復期をなんとか乗り越えないと、病気をだらだらと引きずる「遷延化」とよばれる現象に陥る。回復期に必要なのは、あれこれの気分や感情の変動はやむを得ないものとして捉え、もっぱら安定した睡眠の確保に努めることといわれている（内海、前掲誌）。

患者としての立場から述べると、泡のような「不安とハウツー」の繰り返しは初期に現れる。心身の抑制、気分や意欲の低下などは何度も体験してその苦しさには慣れてしまった。しかし、極期から回復期へという病期の明確な切り替えを感じ取れたことがない。回復期の不安定さとして記載した、まるで「三寒四温」のような、日による、あるいは時間による気分の不安定さは何度も体験した。しかし、これですっかり回復したというクリアーな感覚も持ったことがない。これは「回復しても薬を続ける」（維持薬物療法）せいなのか、それとも回復期をうまく越えられなくて、今も軽いうつを引きずっていることを示すせいなのか、分からない。

うつ病の病期についての医学的問題は、回復期の対処法が医学的に確立あるいは合意されていないことである。ということは、「うつ病の総合的な治療論」が合意されていないといえる。日本のうつ病治療は、もっぱら薬物の宣伝に引きずられているようにみえる。

医師によっては、回復期の気分の不安定さに引きずられて、治療が失敗したと考えたり、薬を変えるなどして「回復期の不安定さに振り回される」危険がある。あるいは、薬の量を思い切って増やす場合もある。しかし、私の経験からいくと、増薬によってうまくいったという記憶は乏しい。

増薬のことであるが、特にＳＳＲＩ（選択的セロトニン再取り込み阻害剤）を増やす時には、はっきりとした理屈なしに行動しているようで、まるで誰も見ていないところで田んぼに小便をしているような「うしろめたさ」を感じる。どうも、ＳＳＲＩを薬物療法の軸においた時のうつ病の生化学的力動に私が自信をもてないのだ。私は、不安焦燥が前面に立つうつ病の人には古典的な第一世代の抗うつ剤を投与するのが常で、ＳＳＲＩは投与しない。強力な気分昂揚作用をもつＳＳＲＩは、巨大なジェット機を強制的に離陸させるように思われ、「これでいいんだろうか？」という漠たるためらいがある。とはいえ、私もＳＳＲＩの思い切った量が必要だと判断する時には、大抵は一五〇㎎どまりだが二〇〇㎎くらいまで増やすこともある。何しろ、薬だけでうつ病がよくなると思って使用しているのではなく、行き当たりばったりの「有視界飛行」をしているのが実情だ。

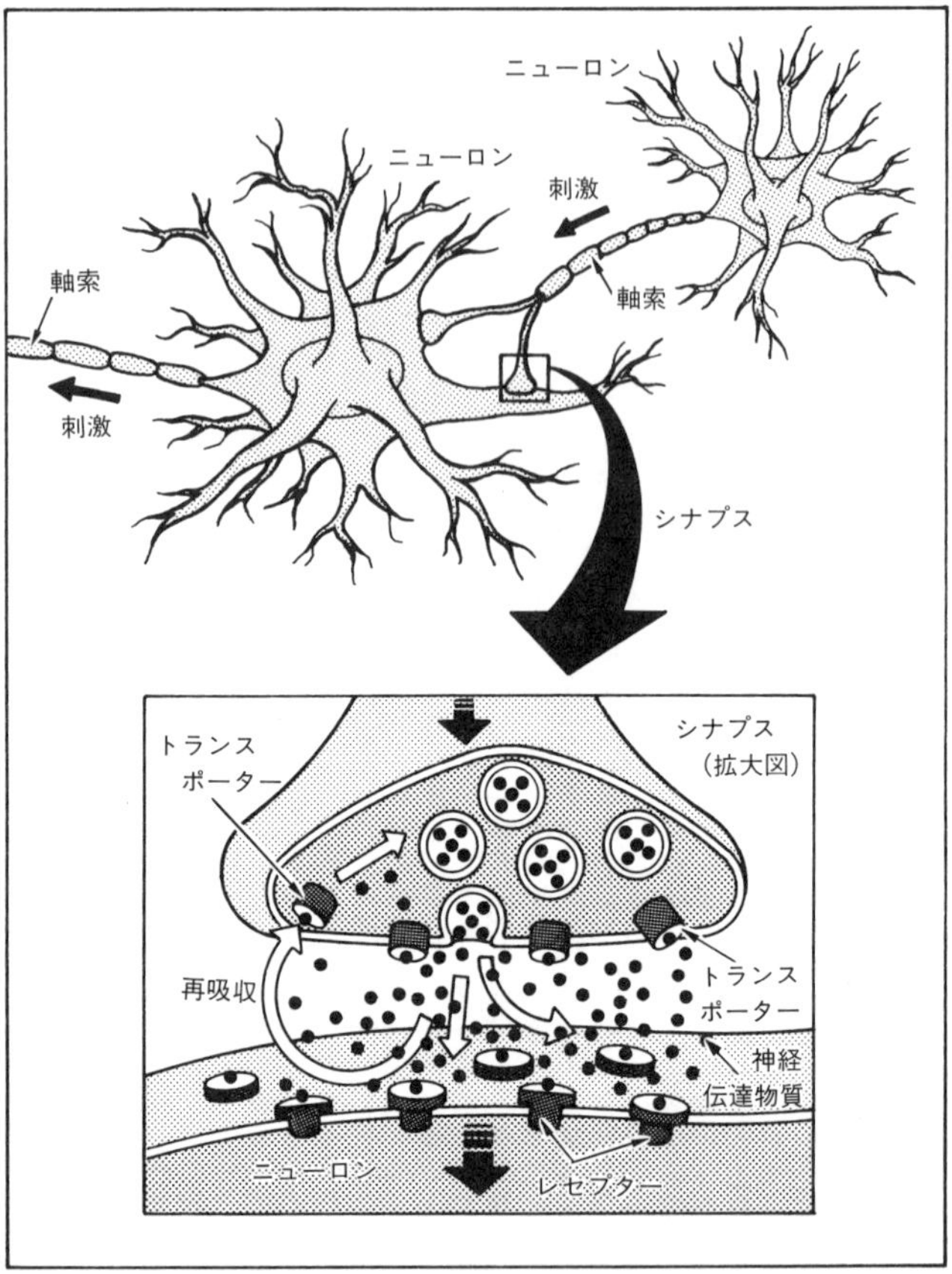

神経伝達物質は、シナプスから放出され、レセプター（受容体）で吸収される。残った神経伝達物質はトランスポーターに再吸収される。SSRI（選択的セロトニン再取り込み阻害剤）は、この再吸収をしにくくする働きがあり、セロトニンがより多く受容体に吸収されるようにする効果がある。

増薬によってうまくいったという印象が少ないというのは、おそらく患者さんの症状が重いということとも関連がありそうだ。もうひとつは、統合失調症の治療と対比すれば分かりやすいが、薬物にはそもそも限界があり、認知療法とくに集団療法などの心理的介入を行なうべきだったと反省している。うつ病治療の基本は休養だが、時には働きながら治療をすることも少なくなかった。が、これは失敗である。だいたい私自身の治療は、ほとんど働きながら服薬して行なっていた。

医師としての私は、初診時に治療の見通しを次のように説明する。治療期間の全体を三期（三カ月）に分け、最初の時期は薬が効いて当面の苦しさが解消される時期、次は薬が効いた状態を維持する時期、そして三期目は少し身体を動かしたり部分的に出勤したり、「低空飛行」や「手抜き」を覚え、絶対的なものの見方から脱して相対的な見方をするように共に考える時期としてきた。しかしきれいに治った事例もあるが、むしろうまく治らなくて医師として苦しんだ経験のほうが印象として強い。

今の時点で私なりに考えるうつ病治療の改善ないし検討すべき事項は、治療期間をもっと長く想定すること、特に回復期における医師の側の対応の改善、薬物だけでなく心理的介入の必要性、休息と活動開始・活動量の判断を検討すること、復職には三年くらいの長期計画をもつこと、うつ病の特性に対応した心理的介入などである。

うつ病専門のデイケア、セルフヘルプグループ、心理教育、グループワークなどの必要性は医療側としては観念としてはわかるものの、それが実行に移されてこなかった理由としては、診療報酬の問題のみならず、「うつ病軽視」、「うつ病は薬で治る」との錯覚がわれわれにあったからではないか。

うつ病は「心の風邪」という標語を普及させるために努力された先達の営為により、うつ病が身近なものになったことは否定しないが、その後の医療界や社会全体が、「たかが風邪」扱いしてうつ病を軽視してきた面も否めないと思う。そのことがうつ病の「いらぬ遷延化」を招いた一因でもあろう。行政も企業も地域も個人も医療も、うつ病に対する認識を変えなければならないと思う。うつ病は「風邪」ではなく「肺炎」だ。

●うつ病は「理屈なく」つらい

うつ病のつらさは独特である。まず朝起きると「何もしなくても」、「理屈なしに」、気分が落ち込んで悲観的な思いに体中が締め付けられる。元気ややる気が出ない。なぜなのかは分からないが、とにかく理由抜きに疲れてごろごろ横になっていたい。ご飯を作る気も食べる気もしない。掃除・洗濯なんてさらにやる気は起きない。だから「家事は私の役目」と任じている主婦にとって、「家事をやれない」ことはとてもつらい。私が家事の

「手抜き術」を考えたキッカケも、ある主婦のうつ病に遭遇したことによる。

あるいは、普段面白いテレビを見てもまるで面白くない。友だちが談笑しているその輪の中にいてもまるでおかしくない。なんで友だちがそんなに楽しく笑うのかが分からない。自分の心は笑うどころでなく、凍り付いていてそれどころでないのに。この時、本人は言わないものの、自分と仲間との間に明らかな違和感を感じる。

何もしなくてもいつも疲れている。食欲も落ちる。インポになる。よく眠れなくなる。やっと眠りについても中途で目覚めて朝まで眠れないとか、または深夜三時くらいにならないと眠れない。何事にも自信がなく、自分の存在が他人の前ではまるで風船のようにたよりなく感じられて、それが悲しい。さらに体重減少、性欲低下、いらいら、怒りっぽさなども加わる。

普通の人の場合、朝の落ち込みにしろ意欲気力の低下、悲観的気分にしろ、何かまずいことをしでかした後に後悔の念にかられて体験する。

しかし、うつ病の場合はそれとはまったく異なる。理由もへったくれもない。なんでこうなるのか分からない。なのにともかくまず悲観的な気分が全身を締め付ける。

朝に目覚めて動こうとすると、何を考えるでもないのにつらい気分に襲われる。「まず思考ありき」でなく、「まず憂うつありき」で朝が始まるのだ。そして何かの仕事をしたから疲れやすいのでなく、まず「疲れる自分ありき」なのだ。

この原初的なつらさの体験はうつ病独特の、理屈で説明できない不思議な現象である。気分の落ち込みは、概して朝に強く夕方に軽い。が、中には朝夕関係なく、のべつ朝から憂うつ感が続く場合もある。ただし、治療によりこの「朝の憂うつ」の持続時間は短くなっていく。この「朝の憂うつ」は覚醒前の睡眠状態の内容に由来するものと思われるが、「長過ぎる昼寝」からの覚醒後にも「朝の憂うつ」と同質の憂うつ感を体験することがある。これも昼寝から覚醒する前の睡眠の質のせいだろう。

ところで、「朝の憂うつ」で登校できない生徒を夕方に先生が家庭訪問したら元気そうだったので、「怠け」による不登校だときめつけられたケースがあるという。うつ病の一番つらいのは朝だから、朝に家庭訪問すればいい。

●うつ病か神経症性うつ状態か

私たちは何らかののっぴきならない困難に襲われると憂うつな気分におちいるものの、大抵は長く続かず、その原因が解決するか、時間とともに風化すると憂うつな気分も解消する。

医師によってその診断には若干の幅があると思われるが、「不眠や憂うつな気分、その他のうつ病症状の強さと持続時間」、「希死念慮（死にたいと思う衝動）」の有無、「閉鎖循環思考（他人の言うことを聞き入れない）」の強さ、「心因が明確であるか（その心因が消失すればけろりと元気になるか）」、などの項目をひとつの判断基準として、症状が軽く持続が短いものを神経症性うつ状態（またはうつ状態）と判断する。

一方、そうでない重症のものをうつ病に分類して治療戦略をたてる。余談だが、障害者自立支援法はまだ成立していないものの、精神保健法の外来医療費公費負担制度は、仮に似たような症状でも神経症性うつ状態には適用されず、うつ病には適用される。私自身はこの区別に意味はないと思っている。

●うつ病と不眠

不眠にもいろいろあり、眠りに入りにくいがいったん眠れば後は新幹線のように朝まで目覚めないというのを神経症性の不眠という。これは日中の興奮をフトンの中まで持ち込むせいで寝つきが悪いのだ。

これに対してうつ病の不眠の特徴は、眠りに入ることの困難を感ずる人もいるが、むしろ熟睡できないか、または浅い眠りしかできないことにある。やっと眠りについても一時か三時に目覚めて朝まで眠れないとか、または深夜三時くらいにならないと眠れない。こんな頑固な不眠が一週間も続くと無神論者の私でさえも、「神様、助けてー！」と叫ばずにおれないほどつらい。

うつ病性のこんな頑固な不眠に打ち勝って何とか眠るには、手っ取り早いところ酒か薬かとなる。もし酒で解決するとなると、かなりの量の酒を飲んでほとんど人事不省・意識混濁状況に陥り、泥のように眠ることになる。

しかし酒の連用は、金がかかる、酒の依存になる、酒の量が増える、体をこわす、睡眠の質が低下する、翌日に「飲酒後抑うつ」というう つ状態をもたらす、などの「副作用」があり、あまりいい解決法ではない。

他方で薬を用いる方法があるが、最近経験した例では、ひどいうつ病性不眠に対して睡眠導入剤を何種類も重ねて用いても眠れないというのがあった。内科や時に心療内科などの処方によくみられるケースだ。睡眠導入剤というのは神経症性の不眠、つまり入眠困難な場合にもちいるためのものであり、最大効果を発揮する時間も服用後三〇分から三〜五時間に標的をおいているので、朝まで通して不眠をきたすうつ病型の持続的不眠には効果がない。

こういう場合は、睡眠導入剤の量は一定の量に減らしてクロルプロマジンなどの抗精神病薬や抗うつ薬を組み合わせるのがよい。それでも夜間や明け方に覚醒した時には軽い精神安定剤を飲んで気持ちを休めるのがよい。

●閉鎖循環思考と「頭に依存しすぎ」

「そばにいてくれるだけでいい」という歌が流行ったことがあった。患者さんのうつ病が深刻化してどんどん悲観的な考えに襲われていく時には、医師や看護師の言葉は患者さんの心には届かない。患者さんの思考回路はもっぱら自分の頭の中で堂々巡りを繰り返していて、他人の言葉を受け入れて咀嚼する余裕はない。これを私はこの時期特有の「閉鎖循環思考」と名づけた。

相手が話しかけても自分から壁を設けて相手を遮断しようという策は、それだけ追い詰められたせいとも取れるし、自己愛的・自己中心的・幼児的・わがままであるとも取れる。なので、看護のあり方は、ただ「そばにいてくれるだけでいい」しかない。言葉はなんの役にも立たない。沈黙を共有し、ただそばにいてあげるだけ。

「歩いてから考えるか、考えてから歩くか」という言葉のように、「思考と行動」という二つの次元でうつ病を考えると、うつ病は「過度の思考依存であり、頭でっかちで、考えることですべてが解決するかのような錯覚に陥っている」と言ってもいい。

これはもう、一種の妄想病だ。窮地に臨んで「考えること」により難局を突破しようというのは「考える葦」たる人間にとって「自己保存本能」の最たるものなのだが、例外的に、進行したうつ病の場合には裏目にでる。現状打破のために考えても考えても、その場限りの「泡と消えるハウツー」しか思い浮かばない。

なんで「泡のようなハウツー」なのか。この時やっていることは、崩れる一方の堤防を砂でふさぐのと同じだからである。ともかく、今の自分の敗北・無力状態は許されない。なんとかして自分を破滅から守らなければいけない。そのために、薄弱な根拠だと他人は言うかもしれないが、当座の「破綻と崩壊」を防ぐ方針、つまり「当座のハウツー」を見つけなきゃいけない。そして思いをめぐらせた挙句、「よし、これだ!」とあたかも決定的と思える結論を導き出して当座の不安はすべて一掃された気分になる。

つまり、さっき決めた「ハウツー」で現状は根本的な打破の方角に向かえそうだと、一時的には思えてホッとする。良かった。…しかし、「良かった」と安堵できる時間はあまりにも少ない。さっき決めた「ハウツー」に、すぐに自信がもてなくなってくる。そして、砂でできた堤防のような「今の自分の崩壊」には変わりがないことに直面し、ついさっき決めたばかりの「ハウツー」は泡のように消えてなくなる。

「ハウツー」の繰り返しというのは、要するに何をもってしても当座の不安は解消できず、不安と焦燥感に引きずられる姿にほかならない。破綻と崩壊しつつある自己に直面して何とかしなきゃいけないと思うものの、うつ病性の視野狭窄があり、そもそも考えの初めから悲観的な結論が胸の底にある。気持ちの根っこに、「どうせ悲観的な結末に終るにちがいない」という確信めいた考えが居座っているために、今の自分から脱出する長期戦略を考えられないのかもしれない。

こうして、考えることといえば「泡のようにはかないハウツー」の繰り返しで、それもできたはしからシャボン玉のように消えて別の「ハウツー」が生まれる。こういう繰り返しをしていく中で、ますます自分を追い詰め、それと知らずに悪魔の螺旋階段を下りていき、時に死を選ぶ。

●ふと死にたくなる（希死念慮）

うつ病はこのように「過度の思考依存、頭でっかち」状態で、他人の考えを受け入れる暇もなく「閉鎖循環思考」をえんえんと繰り返し、螺旋階段を下るように病状は重篤化していく。そしてなぜか分からないが、「ふと死にたい」衝動に襲われる（希死念慮）。

うつ病がかなり重い場合でも、「生きて存在していること自体が苦しい」という「抑うつ性苦悶」状態にある時には、「いっそ死んだほうが楽かもしれない」などと考えるものの、まだ頭は冷静だ。そして、この心理は分かる。専門的にいうと「了解できる」。こういう心理状況で自殺される人もおられる。

ところが、これがもっと重症化すると何の前触れもなく「なぜか分からないが、ともかく死にたい」という内部からの衝動に襲われる。この衝動の正体も発生の理由も本人は分からない。理屈ではないのだ。つまり「了解できない」。で、わけも分からぬまま、ふと死を選ぶ。

実は私もこの希死念慮を体験したことがある。あれは新しく発売された抗うつ剤のSSRIを試しに服用していた時期だった（私は自分が患者さんに処方するほとんどの薬を自分で服用して試すことにしている）。ある日の外来診療の最中のこと、突然「死にたい」という衝動に襲われた。「あれれ、どうして?」と思った。「私はいまうつ病でもないし、死ななきゃいけないような困難にも襲われていないし…」と考えて、ふと思いついた。SSRIの副作用、とりわけ不規則服用によるSSRIの離脱症状だろうと直感した。そこで、ジアゼパムという精神安定剤を一錠服用したら「死にたい」衝動は消失した。

この私の体験のように希死念慮で特徴的なことは、「自分の意思や自分の責任、自分の判断能力によらない」「わけの分からない」「了解不能の」衝動がどこからか襲ってくることだ。だから、希死念慮につき動かされて亡くなられた人が、もしも天国で振り返る時間をもてたとしたら、「どうして死ぬような行動にふみだしたのだろう?」と我ながら自分の取った行動を訝しく思うのではなかろうか?

●課題への過剰な反応性

うつ病になると気力や意欲の低下が先に立つので、日常生活や仕事の面でふりかかるあれこれの課題に対して身構えてしまいがちである。つまり、ひとつひとつの未来の課題に対して、まだ着手していないのに実際上の過剰な負担を事前に予測してしまうのだ。「あれを、やらなきゃいけない、やらなきゃいけない…」と思う気持ちに注意力が集中していくことで、それしか頭になくなり、かえってその課題のもたらす負担を実物よりも大きなものに見てしまう。

これを次のように例えよう。四角い折り紙を四分の一に折り、これが仮に「やらなきゃいけない課題」だとする。で、折ったその紙ばかりをながめて「どうしよう、どうしよう」と朝から晩まで考えていると、最初は四分の一の大きさだった紙(=課題)がだんだん大きく見えてきて、ついには折る前の一枚サイズの紙と大してちがわない大きさの紙(=課題)に見えてくる。やがて、大きくなったその課題を行なうのは大仕事だと思うから、考えるだけでつらくなる。

こうした傾向は最近の米国の認知療法によれば、決め付け、先の読みすぎ、一般化しすぎ、悲観しすぎなどといった項目に該当する。

対策としては、過度に気分・感情によりかからないように、とりあえずその行動だけを優先して行なう、あれこれの悲観的観念が入りこまないように頭をカラにする（＝知らんふりする、自分をあざむく）といった方法がある。あるいは、差し支えなければ今日できるものであっても今日やらないで、明日以後やることに順延すればよい。「今日できることは明日に延ばすな」ではなく、あえて、気の向かないものは明日に延ばすのである。

●季節とうつ病

冬季うつ病（winter depression）とか、季節性うつ病（seasonary depression）と呼ばれるものがある。一九八七年に北緯七〇度にあるノルウェーの極北の都市・トロムセを訪ねたが、そこの大学の研究テーマのひとつは冬季うつ病だった。日光に当たる時間が少ないと罹患するとされていて、人工太陽の照射療法などが用いられている。マラソンの有森選手も、朝起きたらともかく明るい陽射しを部屋に入れて気分のモードを変えるのだと言っておられた。確かに陽射しを浴びるとセロトニンが増えるといわれる。みなさん、多少の電気代はかかっても屋内は明るくしましょう。

ところで、陽射しなどの外界の刺激をもっと敏感に感じておられる人たちがいる。かつて私のところにうつ病で通っておられたご婦人からのお手紙によると、そのときは仙台に転居されておられたのだが、「春になると、それまでの白一色の世界が多様な緑となり花という色彩で埋められ、あげく陽射しもつよくなるので、それらの刺激がつらくてだめです」とのことであった。なるほど、自然の刺激をこんなにも敏感に受け取っておられる方がいるんだなあとそのときは思った。

しかし、自分のことに立ち返ってみると事情は分かる。私は人ごみが疲れてだめ。デパートなどに行かねばならぬ時には売り場に直行して買い物をし、できるだけまっすぐに帰ることにしている。ウインドウ・ショッピングは、大量の刺激がはいって疲れるので絶対にしない。「愛・地球博」なんて考えただけで疲れる。

最近まで教員をしていた奥さんに聞いたら、春になると自然は明るくなるが、一方で、新年度の仕事に直面して「ああ、また大変な課題をこなす年だあ」と暗い気持ちになり、自然の移ろいと明るさへの変化が逆に気持ちをつらくするという。

私は青森にいた時に、暑さに弱いせいか、七月から八月にうつ病に似た不調（意欲や気力の低下）を呈し、冷たく爽やかな津軽の秋風が吹いてくると全身に気力がみなぎったものであった。

となると、太陽光線の問題だけでなく、職業や風土、体質などとの絡み合い・反応によって、個人個人に応じた季節的な不調期間があるのではないか。季節性うつ病とは人工太陽のレベルだけの単純なものではないのかもしれない（だって、人間だもの！）。そして、もし季節的な不調期間が思い当たる人はあらかじめ仕事を減らし、休息を余計に取るなどの対策をとるのが良いかもしれない。

●うつ病者はうつを好む

幻聴の聞こえる人には、「幻聴に聞き入る心の傾向」があると言われる。つまり最初は聞きたくない幻聴であっても、持続的に幻聴に注意力が向けられているうちに自ずと「幻聴を聞く」ことに注意力が集中するのだ。だから、幻聴のある人には「ほったらかしておくと、だんだん聞こえなくなるよ」と言っている。

同じことはうつ病の人にもあてはまる。ある程度病状が軽くなり身体も動くようになってからのことだが、何らかの「やらなければいけない」行動を目の前にした時、「やりたくない、やりたくない、憂うつだ」という誘惑的な気分が湧いてくるのは当然として、その誘惑に応答し、憂うつな感情にひたってしまおうとする安直さを求める自分がいることに気付く。

人間だから、いかにうつであろうと日によっては多少調子がよくて体の動きそうな日もある。特に回復期には行動面の抑制が軽減されて、行動の幅に日によってちがいが出てくる。この幅は自分にしか見えない。しかし、毎度毎度「やらねばならない課題」と「やれない自分」という図式で生活していると、この幅のいつもより広くなった部分、つまり「いつになく行動できる自分」を無視し、いつもの「やれない自分」に甘えてしまおうかという誘惑が生まれる。

これを私は、「うつ病者のうつへの親和性」と呼んでいる。つまりうつ病を病む者は、同時にうつ気分をキープしようとする自分、あるいはうつに気分的に依存しようとする誘惑とをその内面に併せ持っているのである。

ただしこのような気分は、「うつで動けない」状態と「うつだけどどうにか動ける」状態との境目にあり、どちらにころんでもおかしくない病相の時に存在する。なので、他人からはまったく分からない。そして、ある程度病状が軽くないと体験できないのと、まるっきりうつ病を体験したことのない人には雲をつかむような話で想像もできないことである。

実はたまたま訪れるこの「いつもより行動できる自分（＝気分）」は、行動力をアップしていく糸口または「はずみ」となるのだが。

●うつになる能力と中村主水

われわれ人間は、「白か黒か」はっきりした状態と、はっきりしない状態とのどちらに耐えやすいだろうか？　言わずと知れたこと、「白か黒か」はっきりしている時のほうが精神的には楽である。逆に言うと、どちらともつかない「あいまいさ」や「どちらともつかない中間に耐える」ことは最も難しい。

精神科で境界人格障害という病的状態があるが、彼らが他人を判断する基準は、その人が「すべて善人か、すべて悪人か」というきわめて「中間のない」、「原始的な」二分法的ものさしによっている。つまり人間にとって「どっちつかず」に耐えるのはつらいのだ。実際には人は良いところも悪いところも持っていて灰色的存在であり、われわれは現実には「どっちつかず」や灰色を受け入れざるを得ない。境界人格障害にせよ赤ん坊にせよ、発達という点ではもっとも原始的なレベルにあり、「快」か「不快」かの、二分法的区別にたよって生きている。「酸いも甘いもかみ分け」、「清濁あわせ呑む」御隠居さんのような赤ん坊はいないのだ。

ところでホンネを言うと、あれやこれやの悩みをいっぱい抱えてうつになって苦しんでいる人を、私は尊敬しており、そのような資質を「うつになる能力」と呼んでいる。

未解決の不安を不安のまま心の中に留め置き、不愉快極まりない気分だがじっと怒りをこらえ、うしろめたい思いや秘密を抱き続け、それらの結果としてうつ状態になろうとも、そのうつを保持し続けられる人というのは、精神的にとても高い能力を持っており、尊敬に値する。ただし、これらの能力は最初から高くない人もいるし、加齢とともに低下もする。

昔から統合失調症の人たちは「秘密を持てない」傾向のある人だと言われてきた。他人に秘密をもつということは、「うしろめたい」ことである。その「うしろめたさ」に彼らのほとんどは耐えられないとされてきた。英国の精神科リハビリテーションの本の中に、精神障害をもった人のうち、「病名を雇い主に告知した人と、告知しない人」とで、どちらの人が長く働けるか？　という就労期間の持続に関する質問がある。答えは、「病名を告知しない人」のほうが就労の予後は良く、長く働くのである。つまり、秘密を保持できる能力のある人のほうが、就労能力の面でも高いものを持っているというわけである。

だから、誰しも「秘密をもつ」ということはとても能力的に高いことなのだ。もちろん「うつになる能力」の持ち主たちは、秘密を抱えられる人たちである。ついでに言うと、統合失調症の人の中では、うつのエピソードを持つ人のほうが病気の予後が良いとされている。これは「うつになる」ことの中に高い能力があることを示している。

同時に「うつになる能力」の持ち主の中には、「東京がだめなら、名古屋があるさ。名古屋がだめなら大阪があるさ」とか、「押してもだめなら引いてみな」などと、まるで『必殺仕事人』の中村主水のように、のらりくらりと「困難にまともに対処しない」「いい加減さ」、つまり「相対化する技術」の持ち主もいる。これは、うつ状態と共存して生きるために生き方を少し変えた人たちだ。だから、彼らは生きる技術の達人であり、彼らから学ぶことはとても多い。

逆に、東大、大蔵省、国会議員と上り詰めて、あげく自殺された方がおられたが、勉強・進学・出世という単一の価値に重きをおき、切れ味は鋭くても柔軟性に欠けた価値観の持ち主である場合には、「優等生挫折型」と呼ばれる致命的な挫折をしやすい。切れる刀は折れやすいのだ。

むしろ、中村主水のように「いい加減」でのらりくらりした価値観のほうが打たれ強い。もちろん、中村主水は文科省推薦の「理想の人物」とは程遠い。いかに「文科省および文科省的理想」が硬直していて相対化の視点を欠き、人間の生き方として有害であるかが分かる。

●悲しむ能力と家族の機能

昔、友人の医者が亡くなった。その時に、生前は彼と喧嘩ばかりしていた老女（＝患者さん）が泣いて花束を捧げる場面を私は見た。私は改めてその老女の「悲しむ能力」を含む能力の高さに思いをいたした。

私は悲しむというのは能力のひとつだと思う。悲しむべき時に悲しめないとしたら、その思いは心の奥底に潜み続けて、いずれ心身症その他の問題として現れるだろう。自殺学の教えるところでは、幼児期の大切な人の喪失による悲しみへの対処経験が、将来の自殺の可能性を左右するという。だとすると、悲しむことは人間の心の発達にとってますますかけがえのないテーマである。

もっとも、人が悲しむためには、その人の周囲に「悲しみを受け止めてくれる人」がいないと、心底から悲しめない。彼・彼女の幼児期にとても悲しいことがあったにせよ、周囲にともに悲しんでくれる人が誰もいないとしたら、彼・彼女は悲しめない。とすると、その人が長じて何十年かたち、生きるか死ぬかという場面に直面したとする。その時彼・彼女は、「あの時はまだ小さくて、でも、あんなに悲しかったのに周りの誰も、ともに悲しんで、自分を受け止めてくれなかった」という記憶がインプットされているから、誰かに相談してSOSを発信しようという気持ちはおきない。で、自殺を選ぶしかなくなる。

だから、悲しむという一見否定的な現象は、人間の健康な能力の大切な一部なのだ。戦後ドイツの精神分析の巨頭であったミッチャーリッヒも、「悲しむ能力こそ真の人間らしい能力」だとした。この言葉は、今日のドイツの戦争責任の国家的な取り方にも影響しているかもしれない。ミッチャーリッヒは、かつてナチズムという国民的熱狂、つまり国民的思考停止に酔いしれたドイツ国民に対して、「悲しむことの意味」を問いつづけ、ナチズムに陶酔していた事実を忘れていたドイツ国民に警鐘を鳴らした。日本の絶対主義天皇制のもとでの戦争も、国民的思考停止の状況で遂行された。小泉総理や石原都知事のような突出した言動を示す保守政治家を支持する「ある種の英雄待望論」も、国民的思考停止状態なのだと思う。

さて、昔とちがって家族の機能が落ちている。そもそも親の働く姿を今の子どもは見ることができない。かつて昭和三五年以前の日本、つまり高度成長によって日本の社会が変貌する以前の家族がもっていた、労働、娯楽、教育、病気、臨終、葬式、出産などの機能がなくなった。死んだり出産したりは病院で、娯楽はワゴン車でファミレスへと、かつての家族がもっていた機能は社会化されてしまった。そして「悲しむ場面」も家庭から失われてしまった。

ワゴン車で家族一緒に行動する人が増えているから、メーカーもそのような車を量産するのだろうが、そのように親の言いなりになって一緒に行動する子どもというのは、発達年齢でいうとせいぜい小学六年までのレベルである。それ以上の子どもも含めて家族ぐるみで行動するとしたら、「子どもと家庭の幼児化」にほかならない。

苦言をひとつ。最近の結婚式では小さい子どもが花束を持って登場する。私は思うのだが、結婚式ではなく（注、結婚式も葬式も同じだという人もいる）、病床で親族が苦しむ場面を子どもに見せ、臨終・通夜・葬式にも子どもを立ち合わせて、「自分にとってかけがえのない人」が苦しみ、亡くなることの悲しみと現実を子どもに体験させてほしい。人は、失ったり悲しんだりせずして、どうして生きていけようか。

●うつ病性妄想

われわれがお天道様の下で毎日直面する現実は、おおむね本物の現実であると考えてよく、これを「外的現実」と呼ぶ。これに対して、ほとんど大多数の他人から「ありもしないことだ」と片付けられる「偏った言動」を、精神科の教科書では「訂正不能な確信、すなわち妄想」と定義する。とはいえ、他人から「妄想だ」と中傷されようが本人にしてみると真実なので、これを「内的現実」と呼ぶ。普通はほとんどの人において、「外的現実」と「内的現実」とは概ね一致している。一致していないときは指摘されて修正に応じ、一致させることが大抵は可能である。指摘されても自分を変えようとしない人を「意地っ張り」と呼ぶ。

　うつ病の場合にも妄想が出現することがある。「何月何日までしか自分の命はない」（微小妄想）とか、「自分の身体は悪い病気に冒されている」とか、「自分の家は貧乏のあまり家屋敷がなくなる」（貧困妄想）などと、かたくなに信じることが多い。

　ここで特徴的なこと、あるいは不思議なことは、何の理論的根拠もなしに、妄想の結論は確固として降って湧いたように信じられることである。それが妄想の特徴だといえばそれまでだが。その唐突さ・周囲との違和的関係は、「希死念慮」（死にたくなる衝動）の現れ方と酷似している。妄想は理屈ではないのだ。その理由の説明を求められても本人は説明できない。荒唐無稽だと言われればまったくそうなのだが、本人にしてみると「なぜか分からないが絶対的な真実」なのである。

　認知症による妄想にしろ何による妄想にしろ、周囲にいる人は妄想と理屈で対決して勝ち目はない。そのような妄想に見舞われて苦しんでいるであろう本人の心情に同情するしかない。「そうかあ！　そんな大変なことで悩んでいるのかあ？　大変だねえ」と、声をおとしてため息まじりにしみじみ言ってあげることだ。

●慢性化による「縄張り」の狭小化

うつ病により、意欲が低下し疲労感が強まると、毎日の行動あるいは興味関心の範囲はおのずと狭くなり、変化を避けようとする傾向が強まる。生活はごろ寝が主たるスタイルとなり、単純・最低の活動レベルの繰り返しとなる。歩くことよりも車ばかり利用している人間の場合にはさらに、「地理的・心理的縄張り感覚」が狭くなる。ちょっとした距離でも遠く感じられて歩くのがおっくうになる。

こうして心理的にも感覚的にも行動面でも生活全体の幅が狭くなると、ますます頭だけ・観念だけで物事を処理しようとする傾向が強まる。この際に、強迫的傾向の強い人は自己保存本能に支えられて、現状打破を目指してワーカホリック（仕事中毒）になる場合もある。

たいていの場合は、毎日の生活の中に入ってくる刺激の量が少なくなり、刺激の質が画一化されて、生活の内容が貧困化する。そのことがうつで疲弊した生活からさらに活力を奪い、うつ病をいっそう悪化させる。つまりうつ病の慢性化によってうつ病を促進するという悪循環が形成される。

回復期に「歩く」ことが推奨される理由のひとつは、狭くなってしまった心理的縄張り感覚を歩くことで広げようということでもある。

精神障害と年金診断書

介護保険の中での認知症（痴呆）の扱いも誤解に満ちていると思うのだが、そもそも認知症を含む精神障害については精神科医も十分にわかっていない。他の医師の書いた障害年金診断書で時々見かけるのは、入院している患者さんの「食事は自立」とする点だ。

そもそも、身体障害が動作・課題の遂行の障害であるのに対して、精神障害とは、意欲や意思の障害である。つまり入院している患者さんが箸を使ってご飯を食べているからといって、それは身体動作の面では障害がないということであって、精神障害がないことを示しているわけではない。

「食事が自立している」というのは、①献立を考え、②買物に行き、③調理し、④三点法で食べ、⑤後片付けをする、という五つの段階のすべてができないといけない。いったい、入院している患者さんや家庭で認知症のために介護をうけている方が、毎日言われなくても献立を考え、買物に行って、調理しているか？あるいは、統合失調症の患者さんでもっぱら二階の自室で生活されている方がいたとする。食事は母親が作り、「ご飯だー」とそのつど叫ばないと二階から降りてきて食事しないというのであれば、食事は「非自立」である。昔のことだが、私は二階に寝ていた。たまに夜中に小便したくなったときには、二階のベランダから小便した。これだと「排泄は不可」とされる。

厚労省は、介護保険の認知症の取り扱いの中で、「食事については動作面だけ記せ」と指導しているが、それは、「認知症は身体障害であって精神障害ではない」と強弁するに等しい。だから、身体障害に比べて精神障害や認知症は介護度が低く出るのだ。こんなことは国民に知らされていない。

3章 うつ病からの回復術

●荘子《そうし》の哲学と相対化

『荘子《そうじ》』の内篇に出てくる話。孔子が旅していたら、なんとも醜い支離疎という男に出会った（注―ここから支離滅裂という言葉ができた）。孔子が支離疎の醜さをあげつらったのに対し、支離疎はせせら笑いながら反論した。「私はこのように醜くて、身体も不自由だから、戦争に取られなくて得しているんです」と。次も『荘子』から。あるとき絶世の美女が池の端に行ったところ、鯉が逃げた。次にひどい不美人が池の端に行ったら、やはり鯉が逃げた。だから美人・不美人という価値基準は相対的なもので、絶対的な価値基準などこの世に存在しないと荘子は言う。この二つの話に共通するのは、価値観の相対化ということでもある。また、この世に絶対的な価値観なんて存在しないことを説明している。

なぜこんな例えをあげたかというと、うつ病にあるのはもっぱら「絶対化」の視点であって「相対化」という視点が乏しいからである。そもそもうつ病というのは、マジメ人間がぎりぎりと自分を追い込んで病気になることが多い。そこにあるのは自分と他人との関係についての追いこまれた絶対・無二の評価であり、一歩脇によって立小便して雲を眺めようとか、自分の身の上を相対的に眺めてみようという傾向は存在しない。

従って荘子の例え話から、人生上の出来事を複眼的に見ること、ひとつの「絶対的」価値に依存して生きないこと、物事を相対化し「絶対的」な価値から自由になり、もういちど眺め直すことをおすすめしたい。相対化の能力はメンタルヘルスの条件のひとつである。

●習慣化はうつ病を予防する

精神科医の診療というのは、精神療法的なものだけでなく、苦手な人との付き合い方、生活の過ごし方や毎日の時間の過ごし方、少ないお金のやりくりから借金踏み倒し術、はてはトンズラの相談までとても幅広い。その中で家事をどうやるかが、時に相談対象になる。

家事というのは、その対象となる仕事、取り組む時間、仕事の完成度の基準などがとかく不明確である。で、私は若いころからなんとか家事について科学的に理解して精神科の仕事に役立てたいと思った。医者になって間もなくだから昭和五〇年頃だと思うが、私はよく書店の家政学コーナーで立ち読みをしていた。その当時、「家政学」（home economics）の教科書を読んでも精神科の仕事に役立ちそうになかった。

最近になり、家政学の教科書の代わりに「生活科学」（domestic science）あるいは「生活経営」（skills for life）という教科書が並ぶようになった。ようやく家事が科学の対象となってきたのかも。これからは精神科臨床と生活科学とは連携できるかもしれない。

これまで私は、「家事はまじめにやると病気になるよ」と言って歩いてきたのだが。うつ病になると、とにかく横になっていたい、食事を作る気も食べる気もしない、掃除・洗濯さらにやる気なし、となる。従って「家事は私の役目」と任じている主婦にとって「家事をやれない」ということは、自分の不甲斐なさを嘆き、自分の責任を問い詰め、自分の無力を嘆くことにつながる。私が家事の「手抜き術」を考えた契機も、ある主婦のうつ病に遭遇したことによる。

その主婦の患者さんは、家事の中で最も手間のかかる炊事という仕事ができないと悩んでおられた。で、私は外来の看護師諸君に「献立作り、買物、調理、食べる、後片付け」という炊事のプロセスの中で何が一番大変な課題であるかを聞いた。答えは全員一致して、「献立作り」だった。そこで、同居しておられる年金生活の夫に、毎日の献立作りと買物の分担とをお願いした。これで彼女の家事にまつわる負担感と自分を責める心は、大幅に軽減され病状も改善した。

それ以後、「簡単手抜き料理」のレシピ作成に熱中し、保健所の保健師諸君にも各々から「簡単料理」のレシピを書いてもらった。そして、男性の一人暮らしの外来患者さんに毎週ひとつずつレシピを書いて渡す仕事を一年間続けた。それらをヒントに、「まず始めよう、超一流手抜き料理」(『食べもの文化』、二四八号、芽ばえ社、一九九八)や「食生活の支援は単純で分かりやすく」(『レビュー』二五号、ぜんかれん、一九九八)などを書いた。

とはいえ精神科リハビリテーションの世界でも、家事について書かれたものはきわめて乏しい。そんな中、『精神科リハビリテーションの理論と実際』②(前掲書)を訳した時に、「家事を習慣化している主婦はうつ病になりにくい」という記述を見つけた。これをヒントに患者さんや普通の主婦を見ていると、確かに家事だけでなく、また主婦だけでなく夫も含め、家庭の中の行事で習慣化されたものをもっている人の精神衛生は安定しているとの印象を強くした。逆も真なりで、うつ病を予防するためにあえて家事の習慣化をすすめることにも意味のあることが分かった。憂うつな問題を抱えたとしても、習慣化された家事がその憂うつさを軽減してくれる。

だから世の妻よ、夫に家事を可能な範囲で習慣化させ、夫をうつ病から守れ!

『男と女—変わる力学』(鹿島敬、岩波新書、一九八九)によると、家庭に対する家族成員の満足度は家事に参加する度合いによるという。さだまさしの『関白宣言』に歌われるような夫婦関係は、夫は一応は楽だが自立できないものだから妻への欲求不満が募り、妻は「労多くして報われない」ということになる。特にひどい世話焼き奥さんは、報われないどころか怨まれさえもする。逆にその当時、五億円プレーヤーだったプロ野球の落合選手が奥さんの指示でゴミ出しの仕事をしていたと聞いたが、後者つまり落合選手の奥さんのほうが「労少なくして報われる」のである。

ついでに一言。精神科の病院で、患者さんに教える目的で料理教室をやることが多い。しかし英国の経験によると、料理教室に数多く参加した患者さんが退院後に料理をよくやるかというとそうでないという。大切なことは、料理という課題がその患者さんの中でどれくらい習慣化されているかによるのだ。

●ご家族は「あいまいさに耐える能力」を

またも私事を引き合いに出すが、末の息子が中学二年の頃野球にのめりこんで、学校の成績が少し落ちてきたことがあった。で、私は彼に「もう少し勉強しろ」という類のことを言った。そうしたら息子はべそをかいて、「今でも頑張っているのに、これ以上…」と珍しく反論した。普段反抗しない男がべそかいて…、「ああ、これはまずいことを言ってしまった」とその場で後悔した。考えてみると、彼は小学時代から野球のレギュラーで成績も良く、格好良すぎた。たぶん今も。ずっと背のびして生きてきたのかもしれない。しかし外見はそう見えても、彼なりに自分は努力しているという感覚があったのだろう。私はそこを無視していた。

一方、逆説的ではあるが、自殺する人は「もっと良く生きたい。しかし、自分の理想のように生きられない」という思いのあげく自殺する。つまり、自殺する人は強烈な「生きたい願望」の持ち主なのだ。そしてうつ病の人も、「もっと、かくかくの自分でありたい」という理想がかなわなくてうつになる。そして、自分を責める。不登校の子どもは、普通の子どもの数倍も「学校に行かなくちゃ」という思いにがんじがらめにされているのに、行けない。で、自分を責める。うつ病以外の精神障害をもつ人たちも、「かくある自分」という理想がかなわずして病気になった人が多く、心に落魄たる思いを抱きつつ、毎日「生きることを取り返す」ために闘っている。

つまり、うつ病の人も自殺願望の人も、不登校の子どもも、末の息子も、それぞれのレベルで必死に生きる努力をしているのであった。

とすると、うつ病で苦しむ人のご家族も不登校で悩む子どもをもつご両親も、「がんばれ」とか、「どうしてこれができないの?」とか言って「はげます」ことが見当ちがいであることはすぐにお分かりだろう。

いままさに、頑張って、前向きに、彼らなりの「生きる」を目指してもがいている人たちが、「もっと前を向け」、「もっと頑張れ」と言われるのは、自分たちの今の努力を否定され、さらにひどいことには、「前の外敵と闘っている時に、後ろから、しかも自分の一番頼りとする家族から鉄砲を撃たれる」に等しい。「後ろから鉄砲を撃たれる」というのは、前の敵と必死で闘っている時、苦しい自分を支えてくれる味方だと思っていた仲間から足を引っ張られ、「今の自分」を非難中傷されることだ。私も「後ろから鉄砲を撃たれた」経験があるが、予測もしていないだけに前から飛んできた弾に当たるのよりもこたえる。

ところが、うつ病など精神疾患の場合には眼に見えないものだから、家族としてはどうしていいか分からぬ不安のなせるわざにより、ついつい「後ろから鉄砲」式に「もっと頑張らなくちゃだめよ」などと「はげまして」しまいやすい。もともとは患者さんの問題ではあるのだが、同時にご家族の不安となり、そのあまり「自分の不安を患者にぶつける」ことになりやすい。ご家族のお気持ちは分かるのだが、本人にしてみるととてもつらい一言であり、「それを言っちゃあ、おしまいだよ」でもある。

その対策として、ご家族はご家族同士でお互いの不安を解消できれば一番いい。集団で不安を共有し話し合うことにより、不安を相対化するのである。悩み・不安の解決の基本は何よりも他人に話すこと。それ以外にない。そして、ご家族の精神的な回復によってこそ、患者さんは安心して回復できる。

とりわけご家族にお願いしたいのは、未解決の不安を不安のまま心の中に留め置き、不愉快極まりない気分だがじっと怒りをこらえ、うしろめたい思いや秘密も含めて「清濁あわせ呑む」態度、あるいは「あいまいさに耐える能力」をいつも念頭においていただきたいということである。ただし、まちがってもうつ病にはならないこと。これは別のところで述べる予定だが、親はなるべく精神的にダウンしないのが望ましい。親もうつ病になってしまっては、本人の精神面の回復はおぼつかない。

●家族からの機関銃とその対策

家族の中の誰かがうつ病あるいは他の慢性病、または病弱のために、長期にわたって家庭で療養している時、家族の不安が強い場合に、しばしば「高いEE状態」が発生する。「EE」というのは、「表現された感情」(Expressed Emotion) の略語で、「高いEE」というのは「否定的なコメント」を患者さんに大量に浴びせかけることである。ひと言で言うと、「高いEE」の家族のもとでは患者が「何をしても、しなくても」、家族からの否定的なコメントが大量に患者に浴びせかけられるようになる。私は外来診察の折に、患者さんと秘かに家族の中のその人を「機関銃」と呼んで、毎回「機関銃」の性能とその対策について話し合っている。

一九七六年、今から三〇年前の英国で、統合失調症の患者さんの再発率と、そのご家族の態度との関連についての研究が報告された。その結果、「温かい家族」の場合にはその患者さんの再発率は低く出た（低いＥＥ）。他方、「過保護、過関心、巻き込まれ過ぎ、敵意など」の項目に関して、統計的に有意に高い家族（高いＥＥ）の場合には、その患者さんの再発率は高かった。「過関心」とは、患者さんへの注目度がいつも不必要に高いこと。「巻き込まれ過ぎ」というのは、患者さんの言動に過剰・過敏に反応することを指す。

何らかのハンディキャップを持った配偶者や子どもなどと暮らしている家族は、しばしば「否定的なコメント」が増えて、「高いＥＥ」状態になる場合が多い。例えば喘息の子どもさんを持ったお母さんがいるとする。子どもが寒い風に当たって風邪をひいてはダメだから、窓を開けようとする子どもに「窓開けちゃダメ！」「○○しちゃダメ！」と、「ダメよダメダメ、いけないわ」という森進一的な否定的コメントが増えていく。もとは善意から発するのだが…。

津軽弁で「喋れば喋ったって喋られて、喋らねえば喋らねえって喋られる」という諺があるが、要するにこれは「高いＥＥ」家族のことで、発言しようが沈黙しようが、何をしようが何もしまいが、患者さんは家族から難癖をつけられるということだ。

例えば、私が長期のうつ病のために自宅のソファーで朝からずっとテレビを見ているとする。と、「少しは動いたらどうなのさ」と「否定的なコメント」が飛んでくる。で、私が室内を動き回って探し物を始めたとする。すると、ここで機関銃は待ってましたとばかりに私をめがけて発射される。「いい年して落ち着きがない。少し座っていなさいよ！」と。

要するに、動かないでテレビを見ていてもダメ、動いて歩き回るのもダメ。つまり、動いても動かなくてもダメ。居るだけで家族の不安をかきたて、目障りなのだ（これは過関心の結果である）。

うつ病の人は争いごとが嫌いだから抗弁しないが、朝の機関銃の一発で、少なくとも午前いっぱいくらいは暗い気持ちで過ごすことになる。もちろん、機関銃を撃つかのように「喋りまくる」側の人は患者さんのそんな心境をまったく想像もしない。しかし撃たれる側は、機関銃のおかげでキレてしまい、入院する人もいるし再発する人もいる。これが毎日続くと、「もうとてもダメ！」という心境になって手首を切る人さえ出てくる。

で、外来診察のたびに、私と患者さんとで、家族には内緒で「機関銃対策会議」をやらざるをえなくなる。

まず、そのよく喋る相手に「機関銃」というあだ名をつける。これは半ばジョークを取り入れて、対象となる家族と患者さんとの間に距離をおき、感情関係を相対化しようという試みである。あとは、診察室で「機関銃」がどう言ったとか、「機関銃」は怒りっぽいとか、患者さんの側からの「機関銃」への愚痴を精一杯話してもらう。そんな診察を何回かやって、「機関銃」という言葉が診察室の中だけで通用する符丁になったころあいを見計らって、「機関銃」とされた人の欠点だけでなく長所についても語り合うようにしていく。

「機関銃」についてのこんな風な相対化したやりとりを続けていくうちに、患者さんは少しずつ「機関銃」の欠点だけでなく長所も認め始める。「あの人は口うるさくて困るけど、よく働くのが唯一のとりえだ」といったふうに。こうなると「機関銃」との間のこれまでの緊張した関係は緩和され、二人の仲が改善してくる。

私がこの「機関銃対策会議」で患者さんに言う内容の多くは、中国の魯迅が大学の教官をしている時に抗日運動にはやる学生たちに語った言葉がヒントになっている。

「相手が機関銃を持っている時に丸腰で出て行くのは真の勇気でない。機関銃が相手なら、ともかく伏せることだ。すると弾は頭の上を飛んでいく」。

魯迅の話はうつ病の療養にも通ずると思う。魯迅いわく、「失敗は生きている証拠だ」。

●死ぬわけでねえ

昔、琉球大学の精神科から講演を依頼されたことがある。私は那覇のホテルにいたが地理不案内なものだから、琉球大学は那覇市内にあるものと思っていた。で、時間ぎりぎりにタクシーに乗ったら隣の西原町にあることが分かり、講演開始時間に遅刻した。その時、教授の小椋先生に言われた。「蟻塚先生は遅刻なんてたいしたことと思ってないんでしょう」と。走って汗かいて、焦って駆けつけたのだが、実は図星でもあった。たくさんの先輩を待たせてしまい、申しわけなかったのだが、別に死人が出たわけではなかった。つまり、どんな大失敗をしても「生きるか死ぬか」を基準にして考えると、大したことではないということだ。

そして、こちらの思惑通りにいかなくてガックリすることは日常茶飯に遭遇する。でもまあ、「死ぬわけでねえ」からいいさ、と思うことにしている。これは、「無責任・あいまい・いい加減・ドンブリ勘定・成り行き次第」の「すすめ」といおうか。前述の「あいまいさ」や「いい加減さ」、「相対化の能力」に通じる。とりわけ「成り行きにまかせよう」という提案は、迷っている患者さんによく受け入れてもらえる。

飛行機に遅刻して乗り遅れたことは数え切れない。ある時など、青森発の便に遅刻しそうになり途中の街から空港へ電話をかけ、「遅れますが必ず乗ります」と一報入れたら飛行機が待っていてくれた。国内便の乗り遅れだけでなく、国際便での乗り遅れも数回。そういう時は焦らないで、「おおっぴらに外国観光する時間が増えた」と思うことにしている。昔欧州から帰る時、帰りの便の搭乗再確認のためにアエロフロートの事務所に電話を入れた。ところが何度かけてもつながらない。電話の着信音がだんだん低くなってやがて消えてしまう。この時は焦ったが何とかなった。死ぬわけでなかった。

この本の執筆を依頼された頃は、過労性のひどい不眠が続き、頭が真っ白で感覚が麻痺していた。そのせいか、冬の青森でなんと一二回も交通事故を立て続けにおこした。側溝に落ちたり、道なき道に突っ込んだり。ある時、農道を走っていてカーブを曲がりきれず、車が雪の田んぼに向けて空を飛んだ。こりゃ大変だと思ったが、ケガするでもなく死ななかった。

考えてみると、「ああ、死ぬかと思った」という経験を、まだ、したことがない。人間って滅多なことでは死なないのだと思う。そう思うと、この世のほとんどすべての大変な出来事も、たいしたものでなくなる。

●低空飛行と無責任とトンズラ

「低空飛行で生きよう」という言葉はうつ病の患者さんに常々言っていることだが、実はわれわれにもあてはまる。つまり、人は一〇〇％の力のうち普段は六〇％の出力で生きるのが良い。六〇点取らないと単位が取れない試験なら、六三点取ることを目標にすれば良い。いつもいつも優勝をかけた大一番の直前の相撲取りのように緊張して生活していては身がもたない。

おそらく人間は常に低空飛行で、出力を低めにして生きるのが健康な姿なのだと思う。昔、青森から東京への飛行機はYS—11というプロペラ機だった。今のジェット機が高度一万メートルを飛ぶのにくらべ、YS—11は高度三〇〇〇メートルくらいだったろう。だからよく揺れた。しかし、飛行機というものは低かろうが高かろうが着陸地まで飛びさえすればいいのだ。つまり墜落死さえしなければ、もっぱら低空飛行であっていいはず。人が生きるのも低空飛行でいいはずだ。なまじ優等生を目指すから自殺する人が増える。

しかし効率化・機械化・スピードアップを良しとする今の社会の中で、低空飛行で生きるにはある程度の無責任さが必要である。無責任という点では、前述した『必殺仕事人』の中村主水を私は尊敬する。職場で格下の若侍に叱られ、帰宅すると嫁・姑に叱られ、そのたびに「へい、すんまへん」と身をかわして乗り切る対処能力（coping ability）が素晴らしい。もう時効だと思うので暴露すると、かつて精神科医・中澤正夫はいささか疲れた時、病院に「被曝者の調査に広島に行く」との出張届けを出して職場をトンズラし、実はフィジー島で一週間寝ていたそうだ。こういう芸当は誰にもできるわけではないが、見習いたいものだ。

時にひどく行き詰って、死ぬことすら考えて相談にこられる人がいる。私は「死ぬくらいだったら」、「駆け落ち、蒸発、トンズラ」を奨め、「生き恥さらしても生きる」ことを奨めることにしている。少し前のことだが、半年あまりの間に、一人は沖縄へ蒸発、一人の主婦は車で二カ月トンズラした。トンズラが有効だった例は他にもあるが、この主婦の場合は娘や夫との共依存状態を断ち切るのに有効だった。夫の暴力から逃れて二カ月もトンズラした主婦に、帰宅後、どういう口実でうまくトンズラできたのかを聞いた。彼女いわく、「病院に行って蟻塚先生の話を聞いたら頭の中が真っ白になって、気がついたら仙台にいた」と、「仙台から夫に電話した」のだという。「へーえ、そりゃうまく言ったね」と感心したら、「実は、行く前に蟻塚先生に指示されたセリフをそのまま言っただけなんです」とのことだった。

この手の作戦会議を患者さんとやるのはいつものことで、すっかり私が忘れていた。二カ月後に彼女が帰宅した時、夫はすっかりおとなしくなり、変わっていた。

●病的な退行と健康的な退行

一代で会社を築きあげた叩き上げの元社長が認知症になり、入院してこられた。何しろプライドが高く、怒りっぽい人だった。ところがある時、彼は初めて尿失禁した。そしたら、みんな驚いたものだが、あの高慢で強引で「男らしい」元社長が、失禁したことにショックを受けてオイオイと泣いた。それくらい彼にとって尿失禁はショックだったようだ。

認知症も失禁も、退行と呼ばれる現象だ。退行というのは「子ども返り」のことで、精神的に後退・撤退することであり、敗北感を伴うつらい体験である。

ちなみに私も手術の後、ベッドの上で便器への排便を試みたことがあるが何度やっても出なかった。理性が邪魔するからベッド上で排泄できないのだ。ということは、失禁というのは理性を麻痺させるほどの相当の精神的退行がないとできないということだろう。その元社長の敗北感とつらさたるや、ああ、思うだに涙が出そうだ。

またある時、私は小さい漁船に乗せてもらい、深夜の漁業労働を体験したことがある。五〜七トンくらいの漁船に夕方に乗り込み、飯を食って船蔵で仮眠をとる。船は全速力で暗くなる夜の日本海に向かって走る。走ること数時間で深夜の漁場に到着し、暗い海に刺し網を下ろす。船は揺れて何かにつかまっていないと歩けない。上下ともゴムのカッパ姿なので、いかに私が泳ぎが得意でも荒れる暗い海に落ちたら終りだ。そんな時に小便したくなってきた。最初、船べりに足をかけ、片手で船につかまり、もう片手で小便をと思ったが、片手だけでは海から落ちそうで怖くて小便が出ない。理性というのはこういう時にも働くものだと知った。で、仕方なく暗い海への小便はあきらめて、甲板の上にごろごろ転がる魚の上に小便した。つくづく頭で考えることと身体とは別物だと思った。その後、あの魚たちは無事に市場に運ばれたが、誰が食べたかは知らない。

以上のように、元社長の例といい私の漁業労働体験といい、人間の行動は理性に支配されており、簡単には失禁もできない仕組みとなっている。しかし、病的に理性が崩壊すると退行とよばれる現象が現れて、失禁その他の幼児的原始的行動が出現して周囲を驚かせる。飲酒・酩酊は、わざと理性を鈍らせて退行した心境を楽しむ試みであり、スポーツやゲームは「あそび」と呼ばれる健康的な退行である。

つまり精神的な退行には、病的な退行と健康的な退行と二通りあり、後者が「あそび」と呼ばれる。

●「あそび」の必要性

退行という現象は、フロイトの発言の歴史をたどって説明しようとすると、とても私の手には負えないくらい難しい。で、簡単に言うと、「困難な事態に直面した時に、その人の発達した段階よりも前の段階にもどる」ことを言い、精神疾患・身体疾患ばかりでなく、

「地震で腰が抜けて歩けない」場合のように、さまざまな状況で退行現象が見られる。これらは、病的退行と呼ばれる。

これに対し、遊び・芸術活動・スポーツ・ゲーム・ジョークなどは健康的な退行と呼ばれる。うつ病の予防と治療と養生に必要なのは健康的な退行、つまり、広義の「あそび」、芸術、建設的仕事などである。

「あそび」というのは奥が深い言葉だ。車のハンドルにもブレーキにも「あそび」がある。車にこれらの「あそび」がなければ、交通事故につながる。全国的に、その土地ごとに「○○時間」というのがあるが、あれも「あそび」だろう。建設労働者が一〇時と三時に休憩するのも「あそび」だし、お茶やコーヒーの時間も「あそび」。「おはよう」や「こんにちは」の挨拶も、もしかしたら年賀状も人間関係を円滑にすすめるための「あそび」といってよかろう。このように、われわれの生活には至るところに、巧みに「あそび」が配置されている。これらの「あそび」がなければ、人間関係はぎすぎすしてくる。

また、ゲームやスポーツに代表される狭義の「遊び」も無数にある。

私は病院で、入院患者さんたちとよく遊ぶほうだ。前を歩いている患者さんを予告なく後ろから羽交い絞めにしたり、仰向けに寝ている患者さんの急所を予告なく両手でどついたりする。そんなことをしていると彼らからもお返しがくる。私がぼんやり歩いている時に、「浣腸!」と叫んで、後ろからケツに両手をいきなり突っ込む者がいる。もちろん、下手な囲碁もやる。

で、遊べる患者さん、ジョークの分かる患者さんと、そうでない患者さんが色分けされ、遊べない患者さんにいかにして遊べるようになっていただくかが私の仕事のひとつになる。健康的な退行ができるかどうかは、心の健康度のものさしのひとつだから、遊べない患者さんに少しでも心に「あそび」を作ってほしいからである。

親がテーブルをはさんで赤ん坊に「イナイイナイ、バー」遊びをする時、赤ん坊は実は「自分の親はそこにいる、隠れているだけだ」と確信できているから、遊びとして面白い。つまり赤ん坊の心の中には、親に対する(ひいては他人に対する)全幅の信頼が取り込まれて確信となっている。

「イナイイナイ、バー」は虚構であり、虚構と知りつつ楽しむ能力がそこにあるから楽しめる。現実と虚構との二つの「現実」を使い分けるというのは、きわめて高い能力であり、「多重見当識」につながる。つまり次元のちがう情報を、同時にかつ交互に、処理できるコンピュータのようなもの。

ところが統合失調症の患者さんの中には、人間への基本的信頼感や存在への確信が十分に持てない人がいて遊べないことがある。「タカイ、タカーイ」遊びというのがある。もしも「タカイ、タカーイ」と持ち上げられるたびに、赤ん坊が床に落とされていたとしたら、赤ん坊の心はどうなるだろう。「タカイ、タカーイ」遊びがはじまると察知しただけで赤ん坊は恐怖に身を硬くするにちがいない。現実に高いところから落とされなくても、心の受け取り方（内的現実）として、親との間でそのような残酷・過酷な乳幼児期を過ごされたと想定される患者さんもおられる。

そして患者さんが遊べるようになるには、精神科医が遊べなければ話にならない。精神療法やカウンセリングを行なう診察室がすでにひとつの虚構の舞台である。精神療法やカウンセリングとは、「イナイイナイ、バー」遊びと同様に、この虚構の舞台を利用して現実の問題を相対化し、言語化する作業である。そして、この虚構の舞台の上で患者さんがどれくらい自由に自分を語れるかあるいはあそべるかは、治療者と患者の共有する情緒的空間の広さにかかっている。そしてもとより、治療者の「あそび」の能力いかんによって、この共有空間の広さが決まり、患者さんが「あそべる」空間の広さが決まる。

これまで述べてきたように、うつ病というのは対人関係上での「絶対的な価値」にがんじがらめにされた状態である。従って、心と環境と生活の中に「あそび」と「遊び」を増やし、気分を転換し、自分と他人との切羽詰った関係をゆるめる機会を増やすにかぎる。

そうとう昔の話だが、外来で、ある統合失調症の患者さんに入院をすすめた。彼は入院しないと言う。何度かのやり取りのあげく、話は平行線をたどり、私は言った。「表にでろ！」「相撲をとって私が勝ったら君は入院する。君が勝ったら入院しなくていい」と。で、玄関前の雪の中で組んずほぐれつのとっくみあいとなり、私が勝ち、彼は負けを認めて文句を言うことなく入院した。本来なら険悪なやりとりとなるところだが、相撲という遊びが間に入って、入院説得の過程に「あそび」が生まれた。もちろん、彼が入院したあと私は病棟で、「手荒いことしてごめんなさい」と謝った。

またある時、緊張病性緘黙（高度の心身の緊張によって口がきけない状態）で入院していた男性の患者さんを診察室に招いて問いかけた。もちろん返事はない。沈黙したままだ。で、私は狭い診察室内で音のする放屁（おなら）をした。すると彼はニヤリと笑い、「先生、やったな」と初めて口をきいた。これは放屁という遊びが病的な緘黙を消した事例である。こういう経験はいっぱいあって、学会に報告してもいいと思うのだが、誰にでも再現できるものでなく、ために「ここだけの話」として書かせてもらった。

●常識はずれのすすめ

前に勤めていた青森の病院で、新入職員は「蟻塚の車に乗るな」と先輩職員から申し送られていた。カーブではブレーキを踏んでスローで入り、カーブに入るやいなやアクセルを目いっぱい踏んでタイヤの音をたてて曲がるのが私の快感だった。仕事もそのようにじっくりと入り、いざとなると迅速正確無比にやりたいものだ。そういえば、わが国の精神分析学のリーダーであった慶応大学の亡き小此木啓吾先生ご夫妻がこられた時、私の運転でジェットコースターのような山の中の道をご案内したことがあった。

小此木夫人は知る人ぞ知るスピードマニア。その夫人が私の車から降りる時、「先生お上手ですね、どこで運転を習われました？」ときたもんだ。あたしゃあ、カーレーサーに転向しようかと思ったよ。その後小此木先生から、帰京直後に原因不明の熱で入院されたとのお手紙をいただいた。私の運転で熱が出たのかもしれない。

先輩職員からの別の申し送りもあった。「蟻塚と旅をすると何かがおきる」と。そのころ私は毎年の欧州会議に病院や作業所の職員を伴い、私が「旅行代理店」から「ツアコン」から「通訳」までやりながら参加していた。しかし、もともと私の旅行には以下のようにアクシデントがつきものだった。

飛行機の乗り遅れは数知れず／出発直前まで推敲した発表原稿を病院の机に置いて学会に参加し原稿なしで発表／東京出張したもののそれからどこに行けばいいのか忘れていた／パスポートを忘れて

取りに帰った／エールフランスが二時間遅れでパリに着き、次のロンドン便に乗れず／ヒースロー空港に爆弾予告があり、立ち入り禁止に遭遇／ロシアの田舎の空港でロシア人と間違われて取り調べ／ネクタイをしてないからとロンドンの喫茶店で追い出された／機内で病人が発生して患者診療／モスクワ空港でビールを飲んでいたら空港内アナウンスで呼び出し…飛行機が予定より早く出発！／ロンドンのイーストエンドで警官隊と群集との衝突に遭遇／管制塔麻痺で到着便が遅れロンドン発の帰国便に置いていかれた／アテネ市街に着いてバス待ちの間バーに連れ込まれて高い金をぼったくられた／インドカレーの一番辛いのを食べたら翌日の朝と昼の排便でケツがホットで五分歩けず／欧州会議のためリスボンに行ったがリスボンのどこで会議をやるのか分からず／預けた鞄が迷子になり見つかったときには鍵が壊されていた／バンクーバー空港のトイレで小便していたら隣で弘前大学整形のH教授が小便していた／東京近辺で学術集会があり友人たちと飲んだ後、自分の予約していたホテルの名前を思い出せず野宿／一一月のオスロで宿が見つからず野宿しようとしたが寒くて夏の白夜観光のホテルに変更／同行の女性客が虫垂炎にかかりスウェーデンで一泊入院手術／ロンドンのデパート、ハロッズでの迷子事件／その他…

これらのアクシデントに、初めのころは青くなったものだが、いつの頃からか「何がおきてもなんとかなる」という確信のようなものを私は持つようになった。最悪でも、死ななきゃいいのだからどんなアクシデントも、そう大変な問題ではない。そして、これらのアクシデントの中に含まれている「絶体絶命の危機」的な状況を楽しむようになった。そこで、その切り抜け術・対処法について考えてみる。それらは、手抜きや価値の相対化など、これまでに述べてきたうつ病への対策に通じるものがあると思うからである。

アクシデントを切り抜けるには、まず不退転の決意、二重三重の先読み、常識はずれな行動、発想の逆転、既存の知識にとらわれないこと、原理原則に基づいた行動、まちがったら最初の地点に立ち戻ること、などの方法をとることである。

二重三重の先読みを行ない、ありとあらゆる可能性を想定する。と同時に、「何がどうなってもなんとかこの事態を良い方向にひっくり返してみせる！」という不退転の決意が伴わないと意味がない。その決意があれば何だってやってみようという気になる。状況を悲観するあまり、最初から「〇〇しても無理だろう」と思ったら打開策なんて絶対に生まれない。

また、常識というのは必ずしも物理学的な理屈に則《のっと》っていない。例えば高温多湿の日本で背広にネクタイというスタイルは、常識としては通用しても物理学的にみると正しくない。常識は必ずしもサイエンスを反映していないのである。だから、私はこの際、常識も疑ってかかる。

一方、そもそも物理学という学問は「物の理屈」と書くぐらいで、本質的に誠実な学問だと私は考えている。正当な可能性を拾い出してインプットしていくと、正しい答えが出る。その逆に、先入観などにより心がよこしまな場合には正当な可能性を見落しやすい。例えば古典的な力学では、物と物との接触していない所に力あるいはエネルギーは発生しないわけだから、あたかも視力障害の人が手で触って現実を確認するがごとく物同士の接触点をつきとめれば、力学的関係は明らかになる。先入観に縛られない誠実な心であれば正答できるはずだ。だから私は、困難に対処するには大づかみな視点から物理学的に状況の骨格と打開策とを考えることにしている。

つまり、追い詰められた土壇場の状況から脱出するには、「何がどうなってもなんとかしてみせる」という前向きの決意を軸に、物理学的視点から、言い換えれば原理原則の視点から常識を疑って状況の骨格を思いうかべれば、おのずと道は開けてくる。このような思考や構想を第三者的に見ると発想の逆転となる。基本は、「何がどうなっても、なんとかしてみせる」という、不退転の決意と粘り強さである。

そしてそれでもうまくいかない時は、最初の地点に立ち戻ることである。これは革命家のレーニンの言葉による。『レーニン全集』（大月書店）の中に「登山家の勇気」という叙述がある。その中で、「まちがったと思ったら、もときた地点に引き返す登山家の勇気を見習え」と彼は述べている。

うつ病（気質）というのは、唯一絶対と信ずる価値観にがんじがらめに縛られた状態ともいえる。いわば追いつめられた土壇場の状況と、うつ病的な状況とは似たところがある。そのため、以上のような「アクシデント切り抜け策」をうつ病対策としておすすめしたい。もっとも、どう考えてもどうにもならない状況とは存在するものである。もしそう判断したら、私は手のひらを返したようにあきらめて撤退することにしている。

●こまめに動く人間であれ

戦前の歴史的論文に、奥田三郎氏による「精神分裂病の欠陥像について」（精神神経学雑誌、一九四二）というのがあり、この中で奥田氏は精神分裂病（統合失調症）で長期入院を続けた挙句の病像を、思考面での多少と行動面での多少とを軸に多思寡動、寡思多動、寡思寡動などいくつかに分類した。これをうつ病にあてはめると、最初の悩み多い時期は多思寡動（または多思多動）、病状が進行して心身の抑制が強い時期は寡思寡動、回復期の不安が強くジグザグをたどる時期は多思多動と表現される。うつ病があまり重篤でない場合は、寡思多動がのぞましい。

寡思多動をもっと現代的に身近な言葉で言い換えると、「あれこれと考えることなく、ともかくこまめに身体を動かすこと」だ。
うつ病の軽い時期であっても多少の心身の抑制が加わっている時は、あまり身体を動かそうとしないもの。あるいはそもそもうつ病（気質）の人は、多思であるがゆえに寡動の人が多いことも考えられる。いずれにせよ、そのような傾向（寡動）に安住していないで、「こまめに動き回る」こと（多動）を自分に課することにより、身体つまり行動は円滑になる。

「家事の習慣化」のできている人はうつ病になりにくいと述べたが、同様に、「こまめに動き回る」ことをいとわない人はうつ病になりにくいと思われる。家事に限らず、自家農園でも日曜大工でもいい。私はむかし自宅に木工作業場をもうけて大工仕事をやっていたが、これが精神を安定させ乱れる心を静めてくれた。精神衛生が悪い時には鋸がうまく切れなかった。鋸の切れ具合で精神状態が分かったものだ。

従って、回復期の不安定さには十分気をつけながら、抑制が軽くて、自殺などの恐れのない時には、寡思多動をスローガンとするのが良いだろう。あれこれ考えないで、ひたすら機械になったつもりでこまめに動くことを目標にする。すると結構動ける自分を発見するはずだ。ちなみに、『養生訓』（貝原益軒）の中には、「心は楽しむべし、苦しむべからず。身は労すべし、やすめ過ごすべからず」と心と体（行動）について述べられている。

要するに、「心は楽にして、からだは使え」というのが養生の心得であり、これはうつ病の療養態度にも通じる（『江戸―老いの文化』立川昭二、筑摩書房、一九九六）。

　関係ない話だが、多動児というまったく落ち着きなく動き回る子どもの場合には、うつ病はおきないだろうと思う。

　なぜ思考と行動に関するこんな当たり前のことで一項目書くかというと、神田橋先生が「心は（中略）根無し草みたいに、ファンファンと動き回る。身体は、物質世界であって（中略）自然の原理に拘束されている」（『治療のこころ、巻十　論考』神田橋條治、花クリニック神田橋研究会発行　二〇〇四）と述べているように、心と身体との双方から成り立つわれわれ人間にとって、一番コントロールしにくいのは心だからである。心と身体を比較すると明らかに、身体（行動）の変化のほうがブレが少ない。

　心つまり思考はしょっちゅうブレていて先が読めなくて操縦に難儀する。それに加え、こともあろうにうつ病は「過度の思考依存」を特徴とする「妄想病」すなわち「ブレのかたまり」だ。で、私が寡思多動をすすめるのは、うつ病という「思考依存型妄想病」と闘うために、このさい思考面でのブレあるいは不安定さの介入をカットしようという試みである。「先の読みにくい」心を相手とせず、身体つまり行動を優先して行動を操作する作戦。

行動優先という点で思い出すのは、何と言っても有名な森田療法である。森田療法の技法を援用すれば、行動をテコとすることによって、操縦困難だったはずの人間の思考を変化させることが可能になる。うつ病の場合にも軽症であれば、森田療法の技法が役に立つ場合があると私は思う。

例えば「あれをやらなくちゃ」という多少の勇気を要する課題があるとする。しかし、「やるか、やるまいか、いつやるか、やるとき時にはつらくないか…」などと考え出すとますます課題に向かう意欲が低下する。森田療法ではこうした状態を、水泳の高飛び込みのボードの上で飛び込むか飛び込むまいかと「恐怖している状態」だとする。

そして解決のために、その「恐怖している」心をなんとかしようとしない。ここがすごいところだ。心の葛藤を解決するのに心に頼らない。森田療法ではこういう時、「恐怖突入」と称して「何も考えないで飛び込む」ことを命ずる。水に飛び込むと、気がついた時には自分は水の中、さっきまでの「飛び込むか飛び込むまいかと恐怖している」心はまったくない！

つまり、「行動が心を変える」のだ。これはすごい発見である。

ここで森田正馬氏について説明しておこう。森田療法の創始者である森田正馬氏はかつて都立松沢病院で精神科医をしていて、わが国の精神医療の祖というべき呉修三氏の四天王と呼ばれた。そして初代の作業療法医長であった。作業療法で用いるアクティビティ（活動性）と森田療法という「行動優先」思想のつながりについて、私は何らかの関連があるのではないかと想像するもののよく分からない。

うつ病の分野で森田療法の技法を巧みに取り入れたのは、外岡《とのおか》豊彦氏であろう。「抑うつ友の会」というセルフヘルプグループとともに書き上げた『憂うつの心理』（柏樹社、一九八五）はすでに絶版になっているが、外岡氏は実に緻密かつ、うつ病者の心のひだに沿って、うつ病の解説、予防、治療、養生について書いている。私は一般むけのものとして、この本ほどうつ病について見事に解き明かした本を知らない。

外岡氏によると、心身の病的抑制を打破して目前の行動に踏み切るには、「ともかく主義」が良いという。もしも不登校の子どもがいたとする。で、朝に起きたら何も考えずに、「ともかく顔を洗う」、「ともかく食事する」（バナナと牛乳などに単純化するともっと楽）、「ともかく服を着る」、「ともかくカバンを背負う」、「ともかく靴をはいて家を出る」、家を出れば大抵、学校も会社も行けるもの。

問題は行動に移す以前の葛藤だから、そこを「ともかく、目前の課題に限定してひとつひとつこなす」ことによって、乗り越えようというのが「ともかく主義」だ。森田療法では、行動に移す以前の「もやもやした気分にひたる状態」を「気分本位」、逆に「ともかく」目前の課題をこなすことを「物事本位」と呼び、「気分本位でなく、物事本位を」すすめている。

私は、「はずみの利用」ということを提唱しており、困難な課題に「行動上のはずみ」を利用するようにすすめている。これも心でなく行動の利用だ。

●「毎日が日曜日」ではない!

ストックホルムから南に二〇〇キロくらいのところにあるリンシェーピン市は、一九八〇年代にスウェーデンの高齢者福祉のモデル都市として国の先頭を走った街である。街の中心には図書館や市民会館や劇場が集中しているのみならず、高齢者のための住居やデイサービス施設も集まっている。午後の三時になると、デイサービスにはコーヒーとケーキを目当てにあちこちからお年寄りたちが集まってこられる。

そうなのだ。「毎日が日曜日」なのではない。ウイークデイはこうしてデイサービスに集まるものの、週末には自宅で休むという「めりはり」がここのお年寄りたちにはある。ここの施設も昔は郊外にあったが、街の中心に移された。図書館、観劇、買物などに一番便利な街の真ん中にこそ、高齢者の施設がふさわしいという考えによる。

それを思うと、土曜・日曜も送迎バスに乗せられてデイサービスに通う日本のお年寄りたちには、平日と週末の時間の区別と「めりはり」がなく、「毎日が戦場」で忙しくて大変だろうなあと思う。もちろんそれだけ家族介護の力が落ちているということの反映なのだろう。何しろこの国では子どもからお年寄りまで「毎日が忙しい」のだ。

ところでこれを読んで下さっている貴方、仕事から帰った時はもちろんのこと休日の時などには、仕事着からカジュアルな服装に着替えていますか？　仕事の時は仕事着、そうでない時や休みの時はカジュアルな衣類に替えましょう。これは気分転換の基本。仕事着が古くなったから「おろして」、休日用にするというのは最悪のパターン。それでは、せっかくの休日なのに仕事のニオイから解放されない。休日を生かすには、心が「匂い立つような」「休日用の衣類」を用意するべし。でないと「毎日がお仕事」になる。

さてストックホルムの友人は、七月頃になると「いつからいつまで夏休みを取るから、いないよ」というメールをくれて毎年一カ月のバカンスに行く。あるいは、ベルリンの金曜の午後は、まだ明るい時間なのに週末を迎えた帰宅の車で道路は大渋滞だ。ワークシェアリングによって、金曜は午前だけ働いて帰宅するらしい。お昼過ぎのリスボンの大通りは暑いのとシェスタ（昼寝）のためか、ぱったり人影がなくなる。世界中がこうして社会制度として休息をとっているのに、世界共通語になった日本語のなかには、「ツナミ」「オリガミ」「カラオケ」と並んで、悲しいかな「カローシ（過労死）」が入っている。

そもそもうつ病治療の基本は休息にある。従って、働きながら抗うつ剤を飲んでうつ病を治そうというのは邪道だ。働きながら「心身を休養させようとする」薬を飲むと、眠気などの副作用ばかり出てロクなことはない。人類の半分は昼寝を習慣としているというのに、昼寝や休息が文化として確立されるどころか、企業文化の中で排除される一方の日本の社会は、うつ病の予防・治療・療養・生き方のすべてにおいて落第である。日本で四〇歳代のベテラン医師を対象にしたある調査では、土日の短時間の出勤に加えて、毎日の日勤帯の休憩時間は二八分とのこと。銀行に行けなくて、固定資産税が払えず、住宅の差押さえ状が私にきたのも不思議ではない。

「ハウ・ツー・ホリデイ」（休みの過ごし方）としてお勧めしたいのは、次のようなことである。

よく眠りよく歩き少なく食べる／朝の早起き／行動優先／物事本位で「ともかく主義」／運動／一人になる時間（休息の原点は一人になることだ）／無駄な時間の効用（ボーッとしてすごす時間の必要性）／家事への参加…など。

ここで「無駄な時間の効用」というのは、一人でボーッとしている時間を惜しいと思わないことである。たまに眠れなければ眠らずボーッとして夜を過ごせばいい。そして、こういう感覚は一人暮らしの連休に味わうことができる。あるいは、時の流れに身をまかせて生活することがかけがえのない快感だと一度でも体験した人ならわかると思う。また、休日の昼前ごろに行きつけの喫茶店でなすこともなく時を過ごす気分にも似ている。

しかし、われわれの頭の中の「生産至上主義」がそれを許さないことがある。

例えば、「あの集まりはとても有意義だった。この集まりも有意義であるにちがいない」などと、参加する会合のすべてに完全を期待する人は少なくない。私の印象では特に真面目な御婦人に多い。しかし、たまには「ああ、失敗した。つまらん会合だった。損した」と思う場面もあって当然のはずだ。なのに、あっちの集まりも有意義、こっちの集まりも有意義…と、欲張りすぎる人がいて、これを私は頭の「生産至上主義」と呼んでいる。むしろ何もしないでボーッとする時間を惜しいと思わないでいられるなら、それこそが至上の幸福というべきではないか。

仕事をしている人にとって月曜はストレスが高く、狭心症や脳卒中の多発する日でもある。月曜に仕事のある人または月曜病の人は、日曜の午後か夕方から明日の準備態勢に入って頭をクールダウンして備えるべし。日曜に朝寝をすると月曜に余計につらいので、日曜も早く起きること。

●薬の飲み方、あれこれ

みなさんは酒やビールの宣伝が夕方以後に集中している理由をご存知ですか？　朝はアルコールへの耐性（抵抗力）が生物学的に低下していて酒を受け付ける心境にない。つまり、酒が効きすぎて具合が悪くなる。しかし夕方になると、アルコール耐性が上昇して酒を飲みたくなるからである。落語にも、「酒のない国へ行きたい二日酔い、三日してまた戻りたくなる」というのがあるが事情は似ている。これを研究しているのが時間薬理学という学問である。

実は、アルコールだけでなくすべての薬は、時間によって「よく効く時間」（感受性亢進、耐性低下）が決まっている。従って、機械的に「一日三回・食後に服用」などという薬の服用指示は実は時間薬理学を無視しているのである。同じ薬を一日三回服用しても、身体の中では血中濃度がとても良く上がって身体に効く時間帯と、まったくそうでない時間帯とがあるからだ。

いずれ近いうちに、こうした時間的要素や薬を飲む人の遺伝情報などによって、薬の種類や量が決まる時代がくるだろう。その結果、薬の副作用も減らせるかもしれない。例えば抗がん剤なども、最も身体に効く時間帯が分かれば服用量を減らすことができる。精神科の薬もそうなるだろう。

一方、休薬日という考え方もある。これは、お年寄りの場合などに、高齢による薬の蓄積作用を防ぐために、「三日飲んで一日休み」という服薬の指示を行なうのだ。つまり、四日に一日は薬を飲まない日を設ける。これによってお年寄りの場合には必要な薬を飲んでいただきながら、副作用を減らせる。ただし、この方法は一般の精神疾患の場合には、なかなか実行が難しい。薬を飲む日と飲まない日とを当人が忘れるからである。なので、私は休薬日という方法を一般の精神疾患の人には用いないことにしている。

標的服用（target medication）という方法もある。これは、幻聴が出現してきた時だけ三日とか一週間とか薬を集中的に飲むのである。この方法は服用する人によっては成功する場合があるが、だれにでもできるわけではない。

●理想の有害性と教育の危険性

むかし、英国のパデル博士の講演「理想―あるときは治療を助け、あるときは邪魔するもの」が『精神分析研究』（神田橋條治訳、一八巻四号、一九七三）に掲載された。その中に「理想のもつ有害性」という言葉があり、私はいたく納得した。

というのは、すべての精神疾患は高い理想と、そこに至らない現実の自己とのズレに悩んで発生する。その意味で理想は有害な側面をもつからだ。それのみか今の社会は、「努力すれば必ず報われる」社会ではないだけに、理想と現実とのギャップは痛々しいほどに広がる。うつ病や自殺の増加には、経済的不況やそれに伴う社会的困難状況の関与も当然大きいが、学校教育などそれらとまったく縁のないような顔をして強制される「理想や道徳への盲目的信仰」も大きな影響を与えている。実は「理想のもつ有害性」の認識なしに「高い理想」を喧伝することが自殺を増やしているのだ。

どこの学校の校歌を見ても、高い理想と「かくあるべし」という教条主義と、「あそびのなさ」に満ちている。その通りに信じて生きても、現実は絶対そのようにはならないのだから病気になる。まるで学校という公権力が精神疾患を作っているようだ。「校歌のように生きてはいけないよ」と教師が生徒に耳打ちし、「この世には信じていい価値と信じていけない価値がある」とダブルスタンダードを教えるしかあるまい。

もっとも、教育の目的を大枠で決めているのは文科省でも中央教育審議会でもなく日本経団連である。そこでは個人として「生きる力」を育成するのでなく、会社や組織にとって「おとなしく言うことをきく人間」を育成するのが目的となっているので、ひたすら高い理想や道徳に向かって邁進する生徒や、批判的精神を持たない生徒に育ってくれたほうがありがたい。つまり個人としての生きる力を身につけるより、将来の安定した労働力を生み出すものとして教育が期待されているわけだから、「理想高らかに……」の校歌は全国的になくならないのである。

経済学者の故森嶋通夫氏によれば、英国では最も名門の大学であるオックスブリッジ（オックスフォードとケンブリッジのこと）をはじめ、優秀な大学生の就職先の一位は教育界とのことだった（『サッチャー時代のイギリス』岩波新書、一九八八）。次いでたしか、政治、そして経済。日本は官僚、企業という安定志向が優先され、政治は下位だった。だから、村会議員なみの国会議員が多いのだろう。官僚の中でも財務省が一番人気で、日本の文科省に就職する学生というのはずーっと成績は下位。ホネのある文科省官僚はいないのかねえ？　私と高校が同期で局長クラスの文部官僚になり、国立大学の独立行政法人化の旗振りをした男がいるが、がちがちに頭の硬い男だった。ここで言いたいのは、英国とちがって日本では教育界と政界に人材が集まらないということだ。

また、日本ほど「がんばって」を挨拶代わりに使う国もない。「がんばって」の言葉を聞くと運動会を連想するだけでなく、「ありのまま」を否定し「もっと勤勉であれ」という明治以来の富国強兵政策と、それに引き続く企業文化の強迫的倫理観を感じてしまう。

「老いてなお若々しく」という言葉も、人間の自然な老いを否認したウソだ。元々は米国発祥の理念。老いたら若々しくあるはずはないのに「若々しく」とは老いの否認にほかならない。そのような社会は、老いに伴う悲哀や無力感などのショック（老いるショック）を受け入れようとせず、老いを無力なもの、醜いものとして排除・差別する。万年文学青年を気取る石原都知事が、「生殖能力をなくしたババアに生きている資格はない」と言ったのがその典型だ。しかし、生殖能力うんぬんにみられる体力や若さなど「パワー」への信仰」は米国からの輸入文化であり、「わび・さび」を大切にする日本の伝統文化と背馳する。江戸文化は「パワー信仰」でなく老いることを大切にした文化であった（立川昭二、前掲書）。

「日本は単一民族だ」と言ったのは中曽根元首相。多民族国家ほど「障害をもつ人や高齢者」に優しいのであるから、あの発言は「単一でないもの」―意見が異なる者、人種が異なるもの、障害を持つ者など―を日本社会から切り捨て、排除する言葉だった。実際、生活保護費の国庫負担を半分に減らす政策は、中曽根内閣から始まった。三内丸山遺跡の発掘など天皇制以前の日本の歴史が明らかになっているのに、日本の教育では天皇を中心にすえて、日本は単一民族だという妄想をいまだに教えている。

一方、戦争を始めるものは、常に「平和を守るため」の戦争であることを強調する。イラク戦争も「大量破壊兵器」が使用される前に無力化するというのが口実であったが、後になり実は「大量破壊兵器」はそもそも存在しなかったということが明らかになった。

靖国神社にいたっては、日本があの戦争を始めたのは、米国が日本を経済封鎖して戦争せざるを得なくしたからだと言って、「戦争責任はすべて米国にあり！」と、米国に戦争責任をなすりつけている。

以上のように、高い理想を掲げ、努力を強要し、若さを強調して老いを否認し、国家としての純粋性が高らかにうたわれる時には必ずウソがあり、差別と戦争がやってくると考えたほうがいい。フロイトによると人間には理想や道徳を司る超自我という部分がある。理想や道徳を悪用する連中は、そこに目をつけて「これで近眼治ります！」の商売のように高い理想や善行を強調し、「これで超自我は強く成長します！」とウソを並べた訪問販売のようなことをやる。

で、高い理想に生きたいなどと真面目に思う人、あるいは「この世間で立派だといわれて高く評価されたい」人などは、理想・道徳を悪用しようとする人間からみると絶好のカモにされる（何を隠そう、私こそ文部省的模範生だった！）。

さて、生徒が何か大事件をやった後に決まって、「あの子は普段からおとなしくて何も問題がない子どもでした」などとさも意外そうに説明されることが多いが、もともと子どもらしさを奪い取って、「おとなしくて言うことを聞く生徒」あるいは「自己主張をしないで教師に従順な子」の養成を目標にしているわけだから、そりゃ当たり前だ。むしろ自分たちの教育の成果が上がることの意味や矛盾について言及してほしい。

精神疾患が発病した後に患者さんの幼い頃について母親に聞くと、これと同じ答えが返ってくる。「あの子はおとなしく、言うことをよく聞く子ども」でしたと。当たり前だ。そのお母さんに「おとなしく」させられたから「おとなしい」のであり、「言うことを良く聞く」のは、「お母さんが巧妙に支配して」もっぱら「そのお母さんの言うことをよく聞く」子どもに育てたということだ。だから、そのお母さん以外の人とつきあっていく方法が分からなくて病気になったのだ。

「おとなしくて言うことを聞く」子どもとは、ホンネを語れない子どもであり、そこに問題がある。何か事件がおきたとしたら、「おとなしく言うことを聞く生徒」の養成というタテマエのもとに生徒たちを窒息させ、ホンネを言えなくさせてきたことに原因がある。子どもにホンネを言わせないというのは、教育の名の下にウソつきを養成することだ。

しかし教師なかんずくその幹部たちは、何か事件が起きたとしても自分たちの教育方針に誤りがあったとは、まったく想像もしていない。彼らも、「おとなしくて言うことを聞く教員」、つまりウソつきだ。また戦争をやろうっていうの?

今の教育の目的のひとつはこのように、生徒の理想や良心に働きかけて文科省の価値観をそのまま受け入れ、自分のホンネに耳を傾けず、「おとなしく教師の言うことを良く聞く」生徒を養成することにある。戦前の絶対主義的天皇制に代表される国民の思想的統一

（＝実は国民的思考停止）は、人々の超自我にうまく働きかけて思想統制したから可能になったのだが、「自分の頭で考えることを否定する」という点では戦前の教育も今の教育も大してちがわない。つくづく教育というのは怖いと思う。

従ってそれなりの理想は必要だが、他方で理想に対抗するだけの批判精神や、理想を屁とも思わぬ精神の自由や、価値観についての相対的で程々のものの見方、あるいは「東京がダメなら名古屋があるさ」の唄の文句のように、玉ネギの皮を剥いても剥いてもまた皮が現れるみたいな際限なく多様な価値観がないと怖いことになる。

どうやってこれらの単一価値観の押し付けから自由になれるか？　拒絶できること、あそべること、物事を相対化できること、などである。そして、百年先の平和な日本とアジアを念頭において、教育に性急な成果を求めないことが保守・革新問わず大切なのではないかと思う。

●うつ病とセロトニン

最近の科学とくに生化学の発達により、うつ病はセロトニンという物質が神経端末で不足しているために発生するとされている。他方で、セロトニンが不足すると猛烈な空腹感をきたすとされており、しかもＳＳＲＩ（選択的セロトニン再取り込み阻害剤＝抗うつ剤でセロトニンを増やす・66P参照）が食欲増進をセーブするなどの所見からみると、食欲と抗うつ剤、食欲とセロトニンとは何か関連がありそうだ。

「運動不足が食欲を増進させる」と、ダイエットの本に書いてあった。たしかに運動不足はセロトニン産生を抑制するので、たくさん食べることによりセロトニン不足を補おうとしているのかもしれない。

セロトニンはうつ病対策だけでなく、食欲、運動、肥満、労働、生きがい、安心感など、人間にとって実に大切な課題を支えている。それにしても、どうしてうつ病になるとセロトニンが低下するのか、よりによってなぜにセロトニンなのかがいまだに私には分からない。このしつこさ・こだわり・執着は、うつ病気質のひとつの側面だ。

ちなみに、セロトニンを供給する食物としては、魚肉蛋白質、バナナ、大豆食品、チーズなどの乳製品などがよいとされている。また炭水化物を併せて取ることがそれらの吸収をよくするとのことだ。

●うつ病の精神科医

ものすごい空腹に襲われた猫は、餌を食べ終わったとたんに先ほどまでの空腹感をすっかり忘れてしまう。周囲に餌があっても見向きもしない。うつ病の精神科医もいったん治ると、かつて具合が悪かった時のことはすっかり忘れてまた仕事をいっぱい抱え込む。この二つの態度は実によく似ている。どちらも、のどもと過ぎれば熱さを忘れている。

それは半分冗談だが、うつ病で具合が悪いときに精神科診察室で他人の話を聞くのはとてもつらいものだ。たぶん、うつ病のひどいときには精神科医は面接をしないほうがいいのだろう。自分の頭の中で悲観的な思いが循環しているときに、同じくつらい境遇の患者さんの話を聞いていて、そしたら登場人物が何人も出てきて…という話に身を入れて「ウンウン」と聞くのはとてもつらい。

そもそも精神科医の仕事は肉体労働ではないのだが、朝から夕方まで患者さんを診察し続けていると、おおよそ四〇人を過ぎたあたりから頭の中が真っ白になってくる。思うに、精神科医の面談という仕事で何が疲れるかというと、異なる相手の一人ひとりに応じてチャンネルを切り替えることにあると思う。四〇人の患者さんを診察する場合には四〇回チャンネルを切り替えるのだ。これが、身体全体にまるで鉛のコートを着たかのように言いようもなく疲れる、いや疲れまくる。肉体の疲れだけではないから、横になっただけでは解消しない。家族と口をきくのさえ嫌になる。

師匠の松井先生によれば、攻撃的な性格の人は急性期病棟が向いていて、いつもうじうじとして自信がない精神科医は慢性病棟が向いているとのことだった。神田橋先生は、精神科医は軽うつのタイプがいいと言われる。つまり患者さんに対して無害だから、ということだろう。逆に言うと、躁的で自信たっぷりで、自己万能感に満ちていて、「自分の言うことはすべて正しい」と思っている精神科医ほど患者さんに有害な言動をするものはあるまい。私は診察室で患者さんからよく言われた、「おっ、今日の先生は調子いいな」、「先生、顔色悪いよ、疲れているんでねえか?」。彼らは私の精神状態を一番よく観察している。逆に私も、自分が精神安定剤を飲んだり、抗うつ剤を飲んだりしているのを患者さんに隠さない。

あるときの外来でのエピソード。診察室の中へ待合室にいるKさんの高ぶった声が聞こえてきた。「ああ、Kさんまた躁状態だなあ」とわかる。やがてKさんの番になり彼が診察室に入ってきた。私はKさんに言った。「あんた、躁でねえか?」。すると彼は「そうだ!」と言う。さらに続けて彼いわく、「先生はうつでねえか?」。で、私は正直に言った。「そうだ!」。

●薬を途中でやめないこと

昔、臺《うてな》先生が群馬大学の学生を相手に三環系抗うつ剤の薬物反応(drug response)のちがいを試みようとされたという。その結果、抗うつ作用を呈した学生もいて、彼らにはその薬物に対する受容体（レセプター）が備わっているのだろうと臺先生は結論した。私も服用してみたが、眠気、だるさ、口渇ばかりを感じて、私の神経端末に三環系抗うつ剤の受容体はないのだろうと思った。だから、私にとって三環系抗うつ剤は、程度の差はあれ、患者さんに眠気・口渇などの副作用もプレゼントするものだと思って気が乗らなかった。しかし、そのころは他に取って代わる薬はなかった。

そのうち、うつ病の生化学的メカニズムの解明とともに、より副作用が少なく抗うつ効果の高い薬がぞくぞくと出てきた。これまで、てんかんの薬とされていたものにも気分安定作用があるとして躁うつ病にも使用できるようになった。抗躁剤としての炭酸リチウムを、航空便で血液を東京に送りつつ、血中濃度の測定をしながら青森県で最初に使用したのは私だったろう（昭和四七年ころ）。

さて精神科では、どの薬でも服用した後に、薬物反応と薬物効果（drug effect）の二通りの反応が現れる。後者の薬物効果というのは、純粋にその薬物単体としての生物学的効果であり、肺炎に対する抗生物質の効果などと同じ。抗うつ剤であれば、純粋にうつ症状がどれくらい改善するかというもので個人差をあまり問題にしない。しかし、前者の薬物反応というのは、後者の薬物効果は勿論、さらに治療者との関係、病気への本人の構えその他の、薬物とは必ずしも関係のない反応を含む総体のことを指す。例えば、「飲みたくない薬は副作用が大きく出る」し、「嫌な医者だと思う主治医の薬は効きが悪い」し、逆に「好ましい医者の出した薬は少量でも良く効く」というのが薬物反応である。だから私は薬を処方するときは随分と、飲む人の心境を想像する。

逆に、処方の内容をみるとその医者の人柄が分かる。私は、欲張りでせっかち・わがまだから薬を多く出して早く問題を解決しようとするあまり、副作用を出しやすい。と、自重して戒めている。私の先輩のある先生の処方は、キラ星のごとき多剤併用のみならず、各薬剤量も電子天秤計でも必要なくらいいちいち細かく、「うーむ!」とうなったものだ。ここまで薬の種類と量に細かくのめりこむというのは、相手である患者さんへの思いが背後にあるわけだから必ず効くはずだと思った。私自身は、処方した薬は私が飲むわけではないので、患者さんと意見がくいちがった時には患者さんの意見を尊重することにしている。

ところで、まだ統合失調症の患者さんの一部で試しているだけだが、そんな苦労から解放されそうな方法を最近見つけた。患者さんに自分の処方せんを作ってもらえばいいのだ。勿論あらかじめ、患者さんに病気と薬についての情報を十分に提供しておくことがその前提ではある。加えて、たいていの薬は私が試しに飲んでいるので、心臓への負担の程度や眠気などについては私が分かる。患者さんがご自分で作った処方の薬は確実に飲んでもらえるし、私は処方を考える苦労が軽くなるので大いに助かる。こういう患者さんの数をもっと増やしていきたい。

うつ病でも統合失調症の場合でも、いったん症状が改善したあと、再発しないようにわりと長期に服薬を続けてもらうのが常識である。統合失調症の場合はかなり長いが、うつ病の場合でも、ドイツのキールホルツによると九カ月は薬を続けろという。私は九カ月といわず、少なくとも三年くらいは続けたほうがいいと思っている。

なぜか？

再発というのは、あの繊細きわまりない神経系に深く刻み込まれた一種の記憶である。臺先生によると、病的条件反射であり、記憶しすぎの記憶障害だと言われる。いずれにしても、それがわずか半年や九カ月で消失するとは信じられないからである。

またうつ病の場合に、ある程度回復すると薬をやめてしまう人が多いが、これは絶対にしないほうがよい。ひとつは最近はやりのＳＳＲＩ（選択的セロトニン再取り込み阻害剤）を私が実験服用していて、おそらく「離脱症状」のために「急に死にたくなった」という前述のエピソードやその他の不調の出現、または「元の具合悪さにもどって」しまったりするからである。

もうひとつは、どの薬でもそうだが、薬というのは、まるでスイッチひとつでトイレの電灯をつけるみたいに、飲んだらすぐに効くわけではない。何回か、何日間か服用しつづけていて、やっと効いてくるものが特に慢性病の薬には多いのだ。

薬が病気に効果を発揮するには、薬の成分が有効血中濃度に達していることと、有効濃度に達した時間が一定期間持続することが必要だからである。にも関わらず薬を中止するということは、薬の血中濃度がある程度高くなってきて、「もうちょいだなあ！」とワクワクしていたあたりで、せっかく何日もかけて高めてきた血中濃度をゼロにリセットすることであり、「もったいない」。薬の種類によって異なるが、三日、一週間、三週間、四週間かけてやっと到達した血中濃度を、あっという間にゼロにするので、薬の服用を再開したとしても、最初と同じ長い時間をかけて血中濃度を上げないといけないことになる。もちろん、「飲んだり、飲まなかったり」という服用態度では、血中濃度はあがってくれないし、薬は効かない。

ただし、薬物療法にも問題がないわけではない。ひとつは、薬物には限界があり薬が絶対的な存在ではないということである。端的に言うと、うつ病回復の基本は休息である。もうひとつは、どんな病気にも自然回復力というものがあるはずだが、最近でてきた優秀な抗うつ剤たちは自然回復力を強化する方向で作用するのか、それとも自然回復力を弱めるのかがよく分かっていないことである。

統合失調症の場合の薬物維持療法についても、薬物と再発防止との関係の理論的考察はなされていない。うつ病の場合も、なぜ薬物維持療法が再発防止に必要なのかがわかっていない。どうも、医学・医療というものは、再発などという生活レベルの問題になると弱いのだ。「医の中の蛙」である。

●母子密着現象からの脱皮を

子どもの数が減り、核家族化が進行していることもあり、親と子との関係は濃密に、あるいは癒着的なものになっている。一方、米国のセオドア・リッツによる家族の三原則(『分裂病、家族、個人』、国際医書出版)によると、
①両親の基本的一致
②世代間境界の確立
③家族ユニットとしてのまとまりと地域にたいするある程度の開放性
の三つが家族精神医学を考えるときの基本としてあげられている。臨床をやっていて感じ

るのは、どちらが鶏か卵かは別にして、うつ病その他精神疾患の種類を問わず、ここにあげた家族に関する原則的な事項の混乱がこのところ増えていることである。

最近多いのは、患者さんである息子さんと一緒にお母さんが付き添って診察室に入ってこられることだ。そもそも、子どもとりわけ精神疾患を病む子どもは親の意を汲む天才だから、親が同席している診察室では医師の質問にも親の意向に沿った答えしか答えられない。形のうえではその子どもさんが患者とされているものの、親が診察に同席すると、その子どもさんの言いたい気持ちを表現できる場所が診察室からなくなってしまう。こういう診察をくり返していると、保証してもいいが、まず何十年たっても治らない。私は少なくとも一度はお母さんに席をはずしていただいて、患者さんとの面接が終わった後でご家族の求めがあればお話をすることにしている。

とりわけ統合失調症の発病の契機は、「親との心理的な分離」に失敗し、「裸の王様である自分に直面したことにある」ので、まず最初は診察室から、親と分離して親以外のオトナである医師との面接の中で、オトナとしての自分を育て大きくしていこうというのが外来診察の役割である。親には別に家族教育のような場面が用意されるのが望ましいのであって、診察室で親の家族教育を行なうのは難しい。

母子密着と言ったが、これはおそらく母親のほうが父親よりも子どもとの分離の時期を判断しにくいために起こる現象なのだと思う（時には父親密着現象も見かける）。

これにたいして父親の役割は、母と子どもとの癒着した関係に割って入り、「この人はお前のお母さんであるが、同時に私の妻でもあるんだよ」というメッセージのもとに、子どもから妻を奪い返すことである。つまり父母の世代と、その下の子どもの世代との境界を分けることで、母子密着カプセル現象は解消され、この時から初めて子どもである患者は自分の足で歩き始めるようになる。

●家族の中の意見の対立

親子・夫婦間で意見が食いちがうのはしょっちゅうあることだ。特に、相手が妄想をまくしたてるときなどは往生する。意見の食いちがいといえど、それぞれにおいては自分の意見が一〇〇％正しいと確信しているわけで、どちらかが引いてまちがいを認めるか、相互に言いたいことをすべて言った上で結論を保留するか、どちらかしかない。

精神科で言われるのは、「妄想に対して議論で対決して勝ち目はない」であり、妄想を語ってくれる患者さんには「理屈でなくて感情面の共感」を念頭において、「そうかあ、そりゃあ大変だなあ」といたく同情するしかない。普通のケンカでも、理屈に対するに理屈で対決して相手と「同じ土俵」に乗ってしまったのでは永遠に収拾できない。それをやると、深い外傷を後に残すだけだ。

　私は仮に相手の言うことが妄想だと分かっていても、まずは本人の言葉を言いたいだけ聞く。そして、その言い分の中に感情的に共感・同情できる点を探し、言葉で「そりゃあ大変だねえ」と言ってあげる。実際、患者さんが語る妄想と同じ出来事が私の身におきたらと考えると、患者さんのつらさはよく分かる。妄想に共鳴するのではなく、そのつらさに共感するということ。そうすることで燃えていた相手の感情は緩和される。意見が平行線をたどり長期化しそうな時には、「あなたは○○と思っているのね。でも私は△△と思っている」と自分の考えを表明する。で、「お互いに○○が正しいとか、△△が正しいとか」言い張っていても解決しないから、今日は結論を出さないで三日くらいお互いに考えようと、一時保留・一時停戦をして終わる。三日くらいしたときには、「理論的対決」の根底にあって燃えていた感情が冷めているから大抵丸くおさまる。

　なにしろ、そのような理屈にしがみつかざるを得ない相手のせつない気持ちを分かってあげようとすること、相手が上手に引き下がることができるように相手を辱めないことが大事。明らかに相手に非があって、それを直してほしいと私が思う時も、他人のいない別室で話すこと。他人の前で批判すると、相手を辱め、引っこみをつかなくさせるからだ。

●サバイバルスキルとSOSの能力

一九九二年ごろ、単身生活をする患者さんのために、「住居などの環境面が完全に整備されているものと仮定して個人の側に要求される生活能力のリスト」をまとめた。内外のリハビリテーション施設のものなどを参考にしつつ、なるべく簡単なものにした。入浴・洗顔・身だしなみなど、「それがなければ直ちに死ぬ」という項目以外は極力省いた。それらを挙げると、

①社会で生活する意欲
②服薬通院
③買物
④金銭管理
⑤洗濯
⑥電気釜で飯を炊く
⑦簡単な調理
⑧家族の賛成
⑨困ったときにＳＯＳ

⑩症状のある程度のコントロール
⑪集団に参加
⑫一人になる
⑬社会資源の利用
⑭夜に眠る
⑮歯磨き
⑯入浴
⑰洗髪

などである。

このうち⑨の「困ったとき」の内容というのは、例えば不眠、いらいら、幻聴などの精神症状に苦しむ時、あるいは行きつけの商店のおばさんの目つきがおかしくて自分を馬鹿にしているのではないかといった悩み、あるいは生活費がなくなった「どうしよう」といったものまで何でもありだ。問題は、それらの悩みを自分の胸に収めてひとり悩んで反芻していると、悩みが余計にひどくなったり、うつになったり、被害妄想になったりすることである。だから、「悩みは何でも他人に相談すること！」が基本だ。悩みの内容はいかなるものであれ、他人と相談するだけで楽になる。

そのうち誰とはなしに、私の作成した生活能力リストを「サバイバルスキル」と呼ぶようになった。が、要するになるべく多くの人が退院できるように、クリアーするべき項目の数を減らし、かつ具体的にしたことがみそであると考えている。当初⑭までだったが、その後、自分自身に降りかかった問題として、⑮歯磨き、⑯入浴、⑰洗髪を追加した。そして、前述した「超一流手抜き料理入門」という原稿には、

米を洗わないで炊く
洗う前の茶碗には水を張っておく
野菜の調理にはなるべく包丁を使わない

などの調理のコツ、献立作成のコツなどについて記した。

これらはもともとは、単身生活の患者さんや、帰る住居がないなどの理由で長期入院しておられる人のために作成したのだが、一人暮らしの高齢の方、独身女性、忙しい主婦のみなさんからも受け入れられるようになった。例えば家庭の主婦からは、「これまで家事や料理をあまりに型にはめて考えてました。目からウロコがおちました」という感謝のお

言葉をいただいた。

そして今考えると、これらの生活能力リストは精神疾患や障害の有無にかかわらず、生活という行為をそれぞれの要素に分解し、省略できるものは最大限省略したので、われわれの「生活の手抜き術」として利用することも可能である。

とりわけ、これらの項目の中で「困ったときにSOSを発信する能力」は、自殺される人のことを考えると人間として必須の要素だと思う。自殺される人は、「いざという時にSOSを出せない」人たちだからである。人間というのは独立あるいは孤立した存在ではなく、他人の存在を前提として生きる——つまり他人を支えたり、他人に依存して生きるところにその所以がある。したがって、「いざという時にSOSを出せるか」否かは、人間存在の根本を問うといっていい。

その点、うつ病の患者さんの思考回路はもっぱら自分の頭の中で堂々巡りを繰り返していて、他人の言葉を受け入れて咀嚼する余裕はない。前述したように、「閉鎖循環思考」がひとつの傾向としてある。そのため、他人にSOSを出しにくい人たちといえるのである。

●臨床生活学のすすめ

生活というのは構造が見えにくく得体の知れない代物である。例として、生活の中の家事というカテゴリーを取り上げてみよう。まず、家事には就業規則もマニュアルもない。だから、家事をもっぱらとする主婦の労働は契約と報酬に基づいた近代的労務とは言えない。掃除ひとつにしても、どこからどこまでという境目がはっきりしない。やってもやってもこれでいいということがない。午後五時を過ぎても残業代がつかない。料理などはうまくいって当たり前で、少しでもまずいと苦情を言われる。だから、家事は真面目にやると病気になる！

前述のように、私は生活あるいは家事の本体を知りたくて家政学（home economics）や生活科学（domestic science）の教科書を漁ったものだった。しかしまだ、精神医学と生活科学とが明確につながるほど、この二つの学問は共同作業の実績をあげていない。そこで、一〇年くらい前から「臨床生活学」の研究を提唱してきた。

最近になり、こともあろうにこの前まで私の住んでいた青森県弘前市（百石町）出身の今和次郎《こんわじろう》氏が、建築畑から出発し、私と同じような問題意識で生活というものを研究していたことを知った。彼は、「生活学」の確立を提唱し、人間の生活行動の各分野を貫く労働論、休養論、娯楽論、教養論などをまとめあげて「生活原論」を築き上げ、そこからふさわしい生活のあり方を導き出そうとした（『今和次郎集　全九巻』ドメス出版、一九七一）。

日本建築学会大賞を授かった学者に似合わぬ、生活に踏み込んだ研究スタイルを貫いたが、惜しいかな一九五〇年代で筆が止まっており、私も彼の著作を深く吟味していないので、まだ見解を表明するにはためらいがある。ためらいというのは、彼の残したあまりにも広い生活諸分野の研究論文を読むには躁状態にならないとできないのではないかと思うせいもある。それにしても、今和次郎氏は生活という膨大にしてあいまいな分野を、かなりのレベルまで構造化し、意味づけすることに成功している。

であればなおさら、この膨大な生活の運営には「手抜き」をもってあたるべきだと私は思う。残念ながら、今和次郎氏の論文に「手抜き」という概念をまだ見つけられなかったのだが。

●精神障害と自我機能

むかし、松井紀和先生が主宰されたグループ体験セミナーに参加したことがある。サイパンのホテルに三泊四日、朝から夜までテーマも与えられないままに集団のやりとりが繰り返され、時間が流れていく。あるグループセッションのとき私は、自閉的になり自分との対話に熱中しているうちに、普段の生活でくり返している「意味の体系」が崩れ、現実感が薄れ、急に目の前のことが馬鹿馬鹿しく見えてゲラゲラ笑いだしそうになった。「ああ、これが精神病でいう独り笑いの体験だ」と私は思った。自己への過度の集中、あるいは目の前でくりひろげられる他人の行動が、別世界の出来事であるかのようにボンヤリとして意味も興味も感じないほど孤立した世界にいる時に、このような体験をするようだ。内容は書けないがこのセミナーを通して、まるで私は、「頭蓋骨の中の脳を直接にタワシでこすられた」くらいの衝撃を受けた。で、終了して帰る日がきた。そしたら驚いた。荷物をカバンに順序よく詰めることができないのだ。物事には順序というものがあるが、何から手をつけてカバンに詰めればいいのか分からない。つまり判断力が低下していたのだ。

裏返して言うと、私たちは普段の生活の中で様々な自我機能の瞬時の活動の組みあわせによって、知らず知らずに合理的な順序に沿って行動して生きている。が、いったん自我機能の中の、判断力や、複数の因子の処理を扱う統合能力などが障害されると、私たちは行動できなくなる。

ここで、話は逸れるが自我機能について説明しなければなるまい。ベラック（Bellack）らは、人間の自我に備わる能力として、「一二の自我機能」をあげている。

順にあげると、

①現実吟味
②判断力
③自己と世界に関する現実感覚
④欲求・感情・衝動の統制と調整
⑤対象との関係をもつこと
⑥思考の処理過程
⑦自我を助ける適応的退行
⑧防衛機制
⑨流入刺激への関門
⑩自律性を保つ機能
⑪統合する機能
⑫熟達を図る能力

などである（L.Bellack ほか；Ego Functions in Schizophrenics, Neurotics and Normals, Wiley Interscience, 1973)。

この中で複数の因子を統合する能力は⑪の統合機能である。そして私は、統合機能が人間の神経過程の中で最大のエネルギーを要する仕事を受け持つものと思っている。

自我機能について講演で説明する時に、私は終了後の片付け行動をよく例に出す。「さあ講演が終わった、後始末だ」と、テーブルの上に順不同で散らばった、時計、何枚かのレジメ用紙、手帳、ハンカチ、時に財布、車のカギ、筆記用具などをまとめてカバンに収めようとする。ところが、自我機能のうちの判断力や統合機能の低下した状態では、これらテーブル上のどれに最初に手をつければいいか迷うことがある。そのような場合は、これらの能力にいちいち語りかけ、思考と行動との照合を繰り返して、まちがいがないか注意しながら片付け行動をやることになる。「精神の病気によって自我機能がうまく動かなくて困っている人たちは、しばしば同じ体験をしているのですよ」と、伝えて理解を求める。

別の例をあげよう。仕事が終わって帰る時にロッカーを開けて上着を出して着て、仕事着のポケットの中の筆記用具やシャチハタの印鑑を落とさないように気をつけてしまいこみ、かくして帰り支度完了となる。これら一連の動作をするには、目には見えない工程表が私たちの頭に入っていて、行なうべき動作を脳が瞬時に指令してくれるから可能なのだ。

ところが精神疾患で、特に障害を残す代表格の統合失調症の患者さんの場合には、これらの工程表がすっかり頭に入っていないことも多いのと、判断力や統合能力の処理過程に時間がかかるので、何から手をつけるかを思い出しては考え、自分の頭と手と目とを使って照合・調整しながら一連の動作を行なう。つまり、私たちが瞬時の判断力や統合能力によって行なっている動作なのに、彼らには時間もかかり動作も遅くなる。

話は少し変わるが、精神障害をもつ人が仕事をする場面では、いかに仕事のプロセスを分解し、単純化して、高次の自我機能を使わなくてよいかに着目して工程表を作る。時には工程表を仕事場の壁に張り出したりもする。つまり「手抜きの研究」をするのだ。このあたりの知識は精神医学の世界でなくて、労働分野の知識から学んでくることになる。

ひるがえって精神障害とは何かと問えば、人間の神経過程をコンピュータに例えて、コンピュータの処理過程がスムーズに動かないことと言ってよいだろう。そのため、患者さんたちの動作が緩慢あるいはぎこちないものになることがある（もちろん、そうならない場合もある。私は訓練でこれらは治ると思っている）。

また多くの因子を同時に処理する統合機能を動かすには、脳の最大のエネルギーを要すると共に、統合機能は人間にとって「最も繊細な能力であるがゆえに最も障害を受けやすく」、「受けた障害は回復し難い」のだと思う。

一方、精神障害を残すのはもっぱら統合失調症で、躁うつ病は障害を残さないとされているが、私の経験ではうつ病の人の場合にも統合能力の障害を退院後かなりの期間にわたって認めた事例もあり、「うつ病は障害を残さない」というのはまちがいだと思っている。その気になって細かく見れば、自我機能の障害はうつ病の場合にもかなり存在すると思う。

急な地震に襲われ、驚きのあまり我を忘れてタワシと鍋だけ持って逃げ出した！　などというのも、自我機能のいくつかの障害である。

ちなみに、「あそび」や「遊び」を司る機能は⑦の「自我を助ける適応的退行」である。この機能もメンタルヘルスを保つにはきわめて大切な役割をもっている。

●手抜きのすすめ

自動車の運転は、実にたくさんの異なった動作を含んでいる。目と耳で路上の安全を確かめ、さらに耳は車の内外のわずかな音やカーオーディオにも注意を向け、目はバックミラーだけでなく自分の動作や車の内外の様子をうかがいながら、たまに見かける路上の美人にも奪われ、両手でハンドルを回しながら一方の手はウィンカーとライト、他方の手はワイパー、右足はアクセルとブレーキで左足はクラッチペダルを受け持つ。なんとまあ両方の手足がたくさんの、しかもそれぞれちがう役割を果たしていることか。さらに視覚・

聴覚など五感を精一杯働かせて、時々刻々と変化する道路状況に合わせて走る。これほどたくさんの因子を同時に処理するのだから、自我機能はフルに発揮され、気がつかなくても車の運転は疲れるはずだ。ちなみに、統合失調症の人の運転する車に乗せてもらったことがある。彼らは、きわめて超安全運転であった。彼らはそれまでの運転経験の中で、急ブレーキをかけるなどの反射的能力の遅れに気づいて、自分の能力にあわせて超安全運転を身につけたのだと思う。

そこで、自我機能に必要なエネルギーを「節約」する例をあげよう。

①今はＪＲに乗るにも自動改札だが、昔は首を曲げた駅員が改札口にいた。「身体を斜めにして固まっていて、右手は常時途切れることなくハサミをカチカチと機械的かつ単純に動かし続け、左手は右手のハサミに近い所でキップを受け取って右手のハサミに通す動作にのみ役割を限定する」という動作・姿態をしていた。あれをみて、統合能力の節約、つまり、「いちいちキップを手に取って、目で見て、ハサミを入れて、客に返す」という四つの行動を省略しているのがすぐに分かった。

②私はしばしば家で注意されるのだが、「ごはん、おかず、味噌汁」という三点法で食事するのが下手だ。下手というよりわざとそうしている。おかずだけ食べてしまい、残った味噌汁を飯にかけて一緒に飲み込んでしまう。その利点は何か。ちがう種類の食器をい

ちいち箸で選び直す手間、つまり統合能力を発揮しなくてもすむので楽なのだ。むかし知人から聞いた話では、障害年金を認めるか否かをめぐって広島地裁で争われた裁判では、「ごはん、おかず、味噌汁」という三点法の順番で食べられるか食べられないかがひとつの条件になったことがあるという。「腹に入ればみな同じ」なのに、ああ面倒くさい！

①にしても②にしても、複数の因子を単純化して処理するという点で「手抜き」が共通してみられる。そして、日常動作の中で統合能力に代表される自我機能の働きをいかに節約するかが、手抜きのポイントである。

私は、車のカギは上着の右ポケットに、上着の左ポケットは空いている。電車のキップと病院のカギはズボンの右ポケット。ズボンの左ポケットは買物リストや帰宅してからの仕事のメモ、時にガム。ズボンの後ろ左ポケットは免許証と手帳、ズボン右後ろはハンカチとティシュペーパー…などと各ポケットに入れるものを決めている。これも、物忘れ対策をかねた「考える」エネルギーを減らす知恵で、手抜きの一種である。

つまり、手抜きとは、われわれの生活の中に、習慣化や機械化・単純化の要素を増やして、「いちいち考えるエネルギー」を減らすことにほかならない。これは障害をもつ人の労働生産力を上げるための方法として、皮肉にも製造工程を分解し単純化したオートメーション式労働が最もふさわしいとされている事実と一致する。なにしろ、自我機能の中の対応する課題を減らして、仕事を単純化すると仕事は早くなる。

そして、理屈もへったくれもなく混沌が支配しているかのように見える「生活」ではあるが、実際にはわれわれは毎日の生活の中で手抜きをしている。自分のことを振り返ると、朝の出掛けに靴のかかとをつぶしたまま家を出て、数メートル歩いているうちに後ろかかとが靴に納まるようになっている。つまり靴をはく動作に私は一切上肢を用いないようにしている。それは、行儀・しつけとしては問題だが、仕事や課題の単純化になっている。

料理の手抜きについては拙著「ひとり暮らしのメシづくり」(前掲書)は絶版なので、拙著「食生活の支援は単純で分かりやすく」(『レビュー』、ぜんかれん、二五号、一九九八)か、あるいは、小林カツ代氏や奥薗寿子氏の簡単かつ奇想天外で常識にとらわれない発想から学んでほしい。


家事は手抜きするべし。掃除の回数をへらしたせいでゴミがのどにひっかかって窒息死したという話は聞いたことがない。私は大学に入った年は水泳もやっており、しょっちゅうプールに入っていたので八カ月風呂に入らなかったが死ななかった。今でも休みの日は顔を洗わないことが多い。しかし、三日くらい洗わないでいると顔の皮膚がひりひりして痛くなる。トイレに入っても手を洗うのが医学的に正しいとは限らない。清潔・不潔、つまり接触による細菌の付着量を問題にするなら、手拭のタオルやドアのノブに触れることのほうが細菌感染拡大の可能性は高い。手を洗わないで何にも触れないで出てくるのが一番清潔だ。だから、医者でトイレに入っても手を洗わない人は少なくない。

一人で過ごす日が続く時には洗う茶碗を減らすために、使う食器の数を減らす。禅僧は御飯を食べた茶碗でお湯を飲んで、ついでにそのお湯で御飯のカスを落とし、あとは洗わないで食卓にふせておく。私も真似てみたが、三カ月くらい茶碗を洗わないでいると、縁のほうに納豆その他食物のカスの痕跡が硬くなってこびりつく。が、すっかり乾燥しているのでカビが生えることはなく、それでも死なない。

何事も欲張らないこととし、今日できることでも気が向かなければ明日にまわす。「今日できることを明日に延ばすな」という格言は、一日というけじめへの強すぎるこだわりを示しているから、うつ病的な几帳面さの表れだ。日曜は休むのを旨とし、申しわけないが日曜の会議には参加しない。疲れがたまったと思ったら意図的に早く寝る。車の運転はなるべくくちんたらとやったほうが疲れない。

たまにはべらぼうに切れる鋸で趣味の木工をやり、その時間を惜しいと思わない。電動鋸とはちがったすがすがしさがある。いずれにせよ、個人個人のスタイルに合わせて、生活の可能な局面で手抜きをしよう。

しかし！　ポケットに決まったものを入れるというのは、テレンバッハのうつ病性格のひとつである「秩序愛」とどこがちがうのかと言われても返す言葉がない。また、「手抜き、欲張らない、スロー、気分本位」という事柄は、別の項で強調した「思考よりも行動優先を」あるいは「気分本位でなく物事本位に」という方法との整合性を問われそうだ。

で、結論的には、「気分本位」と「物事本位」は使い分けるしかないと思っている。そして何よりも必要なのは、「あそび」の精神と空間を生活の中にもっとひろげることだと思う。私は職場でもちんたらしているが、書類書きは早い。ただし、書く意欲が湧かないときには、低空飛行してあそびながら書く。句読点のないだらだらした一文だけで生活歴から病歴まで何行にもわたって一息に書く。こうしてわざと冗長な文章を書き、読む方が嫌気がさして途中で読まなくなるのを期待している。

われわれのやっていることは仕事にしても、人生にしても、最終的にはプレイでしかない。たかが精神医療、されど精神医療である。精神医療が万能なわけじゃあるまいし、精神医療も限界の中でのプレイだし、精神科医としての私も限界の中でのプレイ、そして私の人生もプレイでしかない。

私たちは、与えられた一定の有限な枠のなかで、たえず揺れ動くしかないのではないだろうか。揺れ動く自分を見る目を持ちながら。私たちに与えられたその枠の中でどれくらい自由に生きられるかは、「あそび」の能力によるのだろうと思う。

●患者を傷つけない言葉のやり取り

さて精神科の面接やカウンセリングは言葉のやりとりによって、心の整理をしたり、あいまいな思いを明確にしたり、吹き溜まっていた感情を表面化したりする技法である。たまたまテリー・サバラス似のカール・ロジャースという禿頭のおじさんが「非指示的療法」ということで展開したのがカウンセリングと呼ばれるが、精神療法あるいは心理療法と原理的に大きく変わるものではない。さて、精神療法やカウンセリングの中ではいろいろな問いかけがなされるが、それらの分類を自分流のオリジナルも加えて以下に示す。

質問・疑問・確認・同調・共感・共鳴・感想・婉曲な疑問・たとえ話・独り言・励まし・命令・仮定文・誉める・沈黙の共有・その他…

面接で「質問」ばかり繰り返すとまるで警察管の尋問になる。また、「励まし」たり「誉め」てばかりいるのを「誉め殺し」と言う。相手を誉めて尊重しているかのように見せかけて、相手に言いたいことを何も言わせないで、カウンセラーだけが自分に酔ったように「結論を押し売り」する場面もよく見かける。「疑問」も「確認」も、そればかり繰り返しているとしばしば否定的なコメントをくり返す私の母の説教のようで「壊れたレコード」と変わらない。結局、いろんな問いかけを使い分けて、「相手の話をよく聞ける人こそが、逆に一番うまい伝え手である」という言葉にあるように、相手の話に積極的に「聞き入り」、とりわけ「言葉の背後に潜む言うにいえない感情」をよく理解しようと努める（ロジャースの積極的傾聴法）のが一番良い。

「沈黙の共有」というのは私の創った言葉だが、患者さんが重いうつ病でベッドに伏せておられて、「そばにいてくれる、だけでいい」状態のときは何も言わないでただそばにいて、沈黙を共有する。あるいは、統合失調症その他の患者さんで、すごくつらい思いをして落ち込んでおられるときには、言葉はかえって場を空疎にする。こんな時には、まるで「オホーツク海のように暗く重い相手の口」の開くのを待つのではなく、何も言わないで沈黙の時間を共有する。ここで大切なのは、「沈黙の共有」を私だけが悦にいって実行するのではなく、相手もその沈黙の時間を安心して受け入れてくれて、安心して沈黙してくれることだ。沈黙してそばにいる私の存在に相手が恐怖を感じておられたのでは、沈黙の共有どころでなく、恐怖の体験になる。だから、沈黙の共有をものにできる患者さんは素晴らしい。沈黙というチャンネルで、コミュニケーションができたのだから。

できるだけ相手を傷つけない相互のやり取りが望ましいわけだが、それには、相手の言ったことに対して私の「感想」を伝えることや、「例えば、それっていうのはこういうことかしら?」という前置きの後に、「例え話」で相手の言い分を再現して確認するという方法も、相手に直接に切り込むのではないから害が少ない。「もしかしたら…」という「仮定法」を用い、「ありえない仮定の話」という前提で相手の言い分を確かめたり表現したりする場合もある。

きわめて巧妙だと思ったのは英国の本に出ていた一節だが、「もしかして君の雇い主がひとつだけ、君に努力して直してほしいと言ったとしたら、それはなんだろう?」という「婉曲」極まりない質問法があった。これは「患者さんの就労をいかに長く続けるか」という分野の話だが、私はほとんど同じ質問をある人に向けたことがある。結果は「腰が痛くて、いつも自信をなくして、職場に断りなしに帰ってしまうことです」とのことだった。英国での質問法が日本でも通じたのだ。

「面と向かって言ってはひどく傷つく。しかし、少しずつ言わなくちゃまずい」と思うテーマを、患者さんがベッドで上を向いて看護師に血圧を測ってもらっているときに、「ひとりごと」口調で私がぶつぶつと語ることもある。私はこれを「モノローグ法」と呼んでいる。患者さんは、必ず聞いておられるものだ。

さて問題は、以上のような「やりとりの仕方」をうつ病の人とどのように展開するかである。実は、うつ病の人も自殺願望の人も、不登校の子どもも、それぞれのレベルで必死に生きる努力をしている。

従って、まさに前向きに頑張って彼らなりの「生きる」を目指してもがいている人たちに、「もっと前を向け」、「もっと頑張れ」と言うのは、自分たちの今の頑張りを否定することになる。

うつ病の場合だけでなく、広く精神疾患全般の場合にも、本人たちはこともあろうにひどく不名誉な病気になったことで、自分と家族に恥じている。その申しわけなさに穴があれば入りたいくらい身を小さくし、自分を責めて自分を呪っている。何を言われても「ぐうの音」もでないし、何を言われても生き恥さらしたのが自分であるのは事実だから、反論の言葉もない。ひたすら沈黙して相手の意見を心ならずも受け入れるのみ。そして可能なものならこの現実が虚構であってほしいと願っているが、同時に自分の力ではどうにも逃げられない現実でもあることに思い至って頭を抱えている。

決定的な問題は気力でなく、私の意思でなく、家族の励ましでなく、犯人であるセロトニンなのだ。私の気力や家族の一言でセロトニンがどうにかなるわけではない。言葉でオイラのセロトニンが増えるわけではない。言葉ではどうにもならない場所にオイラはいるのだ。それなのに、ああそれなのに、周囲からは、「頑張れ！」、「具合どう？」、「〇〇には気をつけなさい」、「大丈夫か？」の言葉が飛んでくる。

それはオイラに対する気遣いから発していることは分かるしあり難いのだが、「こうして相手の目の前にいるだけでもつらい」オイラは、さらに身を小さくして自分の居場所のなさを思うにいたり、心が苦しくなる。いっそ、この場所から居なくなれればと思うほど、つらい。神様、そして周囲の皆様！　どうかオイラの具合の悪さをいちいち点検・チェックするような言動だけはやめてほしい。その一言で手首を切ったり、家出したり、自殺することさえあるのだから。もちろん直接的な、「きめつけ」、「攻撃」、「罵倒」、「拒絶」、「頭ごなしの否定」、「揣摩《しま》臆測」の類はもっと困る。論外だ。

●歩くこと―小さな達成感

回復期になり、身体を少し動かして、社会への復帰に備えようという時に、何をやれば良くて何をやってはいけないか？

うつ病について書かれたいろいろな本の中で、回復期に勧められるものとしての筆頭は「歩くこと」である。何でもそうだが、いざ病気になってから始めるよりも普段からやりなれていたほうがいい。歩くことは、自分の膝や足の身体感覚を確認させてくれる。普段自動車で移動する人にとっては、歩くことの速度になれる・耐える・取り入れることにより、「いつも急いでいる」心の焦りを取り除いてくれる。歩くことで、心理的に狭くなっていたなわばり感覚—難しくいうと自己統治つまりセルフ・ガバナンスの感覚を満足なものにすることができる。歩いてみると、普段目に入らなかった道端の草花を発見したり、空気の匂いを感じたりもできる。そして注目すべきことは、歩き終わった後にある程度の達成感を得られることである。

前段で、うつ病（気質）の一部の人は成功体験や達成感によって癒されると述べた。あるいは「努力が報われる社会でないとうつ病は治らない」とも述べた。回復期に「歩くこと」が推奨される理由のひとつも、歩くことの達成感＝快感による。ことほどさように、うつ病の回復には達成感や成功体験が大きな意味を持つことを、繰り返しになるが、押えておきたい。

歩くことのほかには、行きつけの里山の緑を楽しむとか、ごく短時間の「登山」など、緑に親しみ身体の疲労感を伴うものがいい。潮風を吸っての海釣りも、釣果はともかく、風にあたることが精神衛生にいい。しかし、何となく気が向かない時は休むのがいい。

私は、大工仕事、特に鋸をもちいて木を切ると自分の精神衛生が分かる。精神衛生が不調であせっているときには、鋸がうまく切れない。「鋸様、切らせてください」と心の中で念じて、「切ってやろう」という横柄な心がなくなったときに鋸と板とがしっくりかみあいはじめ、私の心から能動的な気配が去ったときに初めて板がよく切れてくれる。そうしているうちに私の心の中の怒りや焦りが鎮静される。

何をやってはいけないか？　という点では、フロイトの提案した「現実原則」が有名である。フロイトによると、精神的に不調の時には現実的な決定をしないこととされている。現実的な決定とは、結婚や退職、離婚、引っ越し、財産相続の約束、などの大きいライフイベントを指す。精神的な不調ゆえに判断力が低下している時に、取り返しのつかない決断をするなということだ。

最近の週刊誌に、適応障害で長く休んでおられる皇太子妃に、気分転換のために外国旅行がいいのではないかとあった。適応障害というのは、簡単に言うと環境ストレスなどによる抑うつ不安状態のことである。しかし私自身、うつ状態の時に欧州旅行してとてもしんどい思いをした経験からも、うつ病や適応障害を病む者にとって外国旅行はすすめられない。

旅行のほかには引っ越しもよろしくない。特にお年寄りの引っ越しは、うつ病であろうとなかろうと、それまで蓄積した近隣関係を根こそぎ喪失させるため、致命的に精神衛生を悪化させる。よくあるのは、長男夫婦とうまくいかないからといって、他の息子夫婦の家をわたり歩く例である。あちらで不適応、こちらで不適応と、どの息子の家に行ってもうまく協調して暮らしていけないお年寄りは多い。こういう場合は、適切な介護・支援体制の下で、一人暮らしをするほうがいいかもしれない。そのためには、介護保険で問題となっている家事介護を復活させないといけないが。

うつ病の時に良いとしたら、西園昌久先生が言うように夫婦だけでの近隣への一泊小旅行であろうか。長い旅行だとお互いの欠点が目に付くばかりだが、小旅行ならば、ほどほどの距離感で夫婦としての「二人感覚」を回復してくれるようだ。一例だが、それをすすめたことがある。

●うつ病の治療戦略

前述のように、うつ病の予防と治療の基本は休息と薬物療法だ。確かに近年の科学の進歩は目覚しく、うつ病の原因は脳神経系の情報伝達にかかわるセロトニンという物質の不足にあるとされている。ということは、うつ病は「精神の病気でなくて身体の病気」だと言えなくもない。で、セロトニンを標的にした優れた抗うつ剤が開発されてきた。

しかし、抗うつ剤は心身の機能の休養・調整・復元・回復のためにあるのであり、薬をのみながら一方でハードな労働を続けていては、眠気やだるさなどの副作用こそ出る可能性はあるものの、本来の回復への道は遠のく。こうした中途半端な療養態度はいたずらに治療という名の闘病期間を長引かせ、病状の遷延化をきたしかねない。

休息に加えて大切なのは薬物療法で、特に服薬を中断しないで続けることである。しかし困ったことに、周囲も本人も、よくなると薬をやめてしまいがちだ。すると、せっかく時間をかけて到達した抗うつ剤の血中濃度をそれまでの有効血中濃度からゼロにおとしてしまう。服薬を中断すると、有効血中濃度にまで高まった薬の体内濃度がゼロになるばかりか、体内濃度が低下する途中で薬による離脱症候群が発生し、思いもかけぬ自殺念慮に見舞われたりする。

そして最後に心構え。一番大切なのは、病気や病気によってもたらされた生活状況の変化（失職・休職その他）から基本的なところで「逃げないこと」、「何とかしてみせる」「何とかなるさ」という腹をくくる勇気が必要。これは、うつ病の苦しみを抱えながら現実とつきあうための、戦術としての「トンズラ」とは次元を異にする。

生きることや、癌やうつ病の告知を受けるにあたり、困難から逃げてばかりいてはエネルギーはむしろ無駄に消費される。明治の作家で高校の先輩にあたる佐藤紅緑が、「真っ直ぐは一番の近道」と述べたが、危急存亡の事態にあたっては逃げることなく「真っ直ぐ立ち向かうこと」が一番エネルギーの節約になる。事にあたって直視・直面化を恐れず、後ろをふり向かないようにしよう。さらに一番正しい闘い方は、「闘わないこと」だと武道に秀でた友人が教えてくれた。つまり、心はつねにおだやかに保ちながら、恐れることなく前に進む気持ちや忍耐強さが大切ということか。

次に必要なのは、それまでの几帳面で精力的で皆に好かれる協調的な自分を変えて、少しずつ「無責任・低空飛行・手抜き・物事の相対化・行き当たりばったり」の生き方を身につけることだろう。あるいは、認知療法など心理社会的治療を受ける手もある。

●いつも「軽うつ」を目標に「飽きもせず働くこと」

精神科リハビリテーションの世界に「就労能力」という概念がある。これは、仕事を続けていけるかどうかの指標のひとつである。「就労能力」は二つの因子に分けられる。まずその下部構造をなす「職業準備性」、そして上部構造をなす「その仕事特有の専門技術」とである。そして、就労するのにとりわけ大切なのは「職業準備性」である。これは分かりやすく言うと、「飽きもせず、毎日せっせと仕事に通う」能力のこと。これがなければ仕事はできない。

で、ここからヒントを得て言うと、うつ病から回復して働く時、または軽いうつ状態で働く時に必要な心理的構えとは、「飽きもせず通い、黙々と最低の水準の仕事をこなすこと」を目標にすることだ。派手に「いい仕事」をしようと思うと、大きな課題をこなさなきゃいけないという負担感が発生する。

また、仕事に対する「ああ、いやだ」という「いつもの朝の気分」（条件反射的な誘惑）に巻き込まれないようにすること。そのコツは、「おいでおいでするうつ気分」の甘い誘惑に「知らんふり」をよそおって、頭の中から「おいでおいでするうつ気分」を排除すること。そして、「淡々と、飽きもせず通い、飽きもせず最低の仕事をこなす」ことだけを心において行動を優先する。つまり寡思多動に近い行動である。

こうして目前の課題を過剰な、負担の大きい課題と考えず、原寸大のものとする。かつ課題を単純化し習慣化し、力む必要のないものにする。同時に、「飽きもせず…」に象徴されるように、課題遂行を機械的なものにしたてて、心理的不安が介入する余地をなくするのである。働くこともこのように習慣化していくことだ。

そしてヒントをもうひとつ。「いつも軽うつで、手ぬきしながら、ほどほどに働く」のを目標にするのだ。要するに、熱中して仕事しようと思わないこと。すると、気持ちはさらに楽になる。「いつも健康で」、「いつも爽快に」などという贅沢な発想をやめて、「いつも軽うつ」を自分の心のありようとして目標にする。

●どうして自殺が増えるのか

数年前から自殺者が三万人を超すようになった。正確には一九九八年から三万人を超すようになった。ちょうどこの時期は橋本内閣の九兆円国民負担増により内需が冷えこみ、回復するかに見えたバブル崩壊による不況が、今日にいたるまで持ちこされた初年度にあたる。

わが国の今回の自殺急増以前には、日本の自殺率はずっと一六人前後(人口一〇万人あたり)を推移していたが、近年急激に増え続け、人口一〇万人当たり二七人にまで増えた。ところが日本より上位を占める国の顔ぶれは変わらない。すなわち旧ソ連の各国、つまり社会的経済的変動と混乱の著しい国々であり、日本がこの数年の間にこれらの国々に肉薄してきたのだ。世界で一番自殺率の高いのはリトアニアで人口一〇万あたり四四人、次いで順に、ロシア、ベラルーシ、ウクライナ、カザフスタン、ラトビア、ハンガリー、エストニア、スロベニア、そして日本となる。

かくして、日本の自殺率は西側資本主義国の中で図抜けて高くなった。そして西側各国の中で日本の自殺率だけが、なぜか抜け出して旧ソ連の各国の水準にいたってしまった。それだけ、雇用の安定、失業の際のセーフティネットのあり方、経済社会状況が悪化しているとともに、私には、「特殊に社会的文化的に急激な変動をしている」ためだと思われて仕方がない。ちょうど、「文化摩擦の激しいところに精神疾患が多発しやすい」のと似た現象を日本の自殺率の急激な増加が示しているように思えるのだ。うがった見方をすると、護送船団方式にみられるような「社会主義的規制」によって発展してきた日本経済の破綻によって、自殺率も旧ソ連各国なみに近づいたのかもしれない。

貧しいから自殺が増えるとは限らない。失業率が三〇%近いアイルランドの自殺率は人口一〇万あたり一〇人でしかない。つまり、ある時点での横断的調査による貧困その他の社会的マイナス要因が自殺率増加に結びつくのではなく、その社会の価値観や経済・生活・文化などの状況が大きく変動する時に自殺率が増大するのだと思う。

近年の日本の社会変動を示すものとして、労働時間について触れてみよう。厚労省によれば、その特徴は、「中高年の労働者のリストラを進める中で、三〇歳代を中心に働き盛りの比較的若い世代の過労死や過労自殺が急激に増えている」ことである。超過労働時間も多い順に並べると、三〇歳代前半がトップで二七%、三〇歳代後半が二六%、そして四〇歳代前半が二五%、となる。二〇歳代後半から四〇歳代後半まですべて超過労働時間は二〇%を越えている。

自殺の原因は複合的なものであり、単純に原因を決めることは正しくないが、四〇歳代から五〇歳代の働き盛りの男性が多いこと、専業主婦よりも医師や看護師などの専門職にある女性の自殺率が高いことなどを考えると、仕事のありようと自殺との何らかの関係を考えたくなる。

人はなぜ自殺するのか？　それは「今よりも、もっとよりよく生きたい」からである。今わが国を襲っている自殺率の高さは、社会が急激に「生きにくい」ものに変動し、混乱しているからだと思う。

自殺のサインや対策を早くものにするためには、『サラリーマンの自殺』（岩波ブックレットNo.493）を入手して読んでください。

●うつ病とともに生きる術

昔、「なんのために生きるのか」を考えてばかりいた時代があった。そのうち私は次のような魯迅の言葉に行きあたった。魯迅いわく、「人は生きねばならない」のであって、そこには理由もへったくれもないと。ドイツの作家のブレヒトは言った、「正しい道でも一人では行くな、一人で行く道は正しくない」と。つまり、たくさんの人と共に人生を送りなさいということだ。三池炭鉱の落盤事故で、夫たちが一酸化中毒に冒されて人格崩壊に近い状態になった妻たちに言われたことがある。「ここにきた国からの医者は御用学者ばかり。みなさんは患者の立場に立つ医者になって下さい」と。それで私の「何のために生きるのか」は決まった。ひとつは自分が食うために生きる。もうひとつは、たくさんの人の利益のために医者として生きる。

それから、いろいろな不幸や幸福に遭遇したはずだが忘れてしまった。癌やうつ病になったのは、神様が下された、「まだ修行が足らん、もっと肩の力をぬいて楽に生きなさい」という命令だったのだと思う。たしかに、うつ病になったおかげで私はだいぶ治った面もあると思う。癌やうつ病になったおかげで、「まあ死ぬわけでねえからいいさ」と楽天的になった、手抜きを覚えた。物事や価値観を相対的に見る、あるいはいろいろな立場から「多重見当識」のように見る癖がついた。つまり、たいていの大変な問題を絶対的な価値観によって見なくなった、そのほか、低空飛行、必殺仕事人、荘子の相対化の哲学、森田療法的「ともかく主義」などと出会うことができた。私自身について言えば、うつ病になって得をした面が大きいと思っている。

まあ、こうして生きてみれば、きっと神様はまた別の人生の脚本を用意してくれることでしょう。人生って生きてみないと何がおこるか分からなくて面白い。だから、死なないほうがいいのだと思う。

それにしても、「努力して正当に報われる社会」であってほしい。自殺もなくなり、うつ病も治る社会であってほしい。

●回復に思い切った時間を

過労性うつ病の労災認定に取り組んで認定に成功した後に、今度は自分が過労性うつ病になった。で、仕事に中途半端に出たり休んだりしていたが、今思うと安定した欲張らない薬物療法と絶対的な休養という基本が抜けていた。休養をとり、薬物療法については焦って気分の改善を図ろうとしないほうが良いのだと思う。もちろん、中途半端に働きながら治療しないことだ。

さらに、うつ病治療に大切なのは、ストレス処理能力・問題処理能力の向上と、「手抜き術」「無責任になること」「低空飛行の術」を磨くことだろうか。後者は米国から輸入紹介されている「認知療法」に近い。

職場復帰にあたって畏友の遠山照彦は、三年間くらいかけた復帰の計画をもつことが必要だと言う。一定期間の休養と薬物治療の後に、最初は午前だけの「アリバイ出勤」で、「月曜・火曜」と「木曜・金曜」の出勤とする。うつ病を抱えて出勤していると水曜がつらいからだ。うつ病をやっていると、水曜はまるで週末の金曜か土曜のように感じられるほど疲れるものだ。だから水曜を休む。以後は半年ないし八カ月おきくらいに出勤時間を午後やその他の曜日にも増やしていき、三年くらいでどうにかフルタイム出勤に近いものにもっていく。

しかし、前述のようにうつ病の回復期の治療はかなり難しい。精神科医の中でも合意できる公約数的なガイドラインを作らなければなるまい。

「うつ病が増えている」とはいうもののおそらく、緻密な回復計画に基づいて回復している人はすくないのではないかと思う。「回復できる人が薬物の助けをかりて勝手に回復している」というところではないだろうか。

●躁うつ病の自我と統合失調症の自我とのちがい

外傷からすっかり回復した人の場合、痛みはとっくに消えていても、「あの苦しかった時期」の大変さについては現実味をもって記憶し体験に刻まれている。これに対して、躁うつ病の人は治るとけろっとしていて、「あの苦しかった時期」についての深刻味がまったく感じられないことが多い。忘れっぽいといえばそのとおり。ここがまず不思議なところ。

それゆえに再発防止戦略を患者さんと相談するのは難しい。病気が治ってから回顧して、「あの時は気持ちが大きくなって…」と振り返られる人もないわけではないが、しかし、いざまた躁病が再発しかけたときには、病気のせいで気が大きくなっているとは露とも思わないで、友人たちに大盤振る舞いをする。だから、病気の初期の段階で自分に違和感を抱いてみずからに行動制限を課するのは難しい。仕方なく、「他人に何でもおごるようになったら躁のはじまり」などと、本人にもわかるサインを合意しておく。

つまりご本人の意識としては、「もともとの自分」の延長線上に、「不調だったときの自分」があり、そして回復して「元気になった今の自分」がある。病気になったとしても回復したとしても、主観的意識はグラフに書くとあくまで直線である。だから、病気の時の自分が健康なときの自分となんら変わりないという「思い込み」をしやすい。そのため、「苦しかった時期」について忘れっぽく、そのぶん再発しやすくなる。このような特徴をもつ躁うつ病の場合は、日常普段からの対人関係に問題がありそうだが、そこはなかなかはっきりしなくて私も分からない

これに対して統合失調症の人の場合は、最初の不眠や急性不安の時期を過ぎたあと、まるで激しい折れ線グラフが跳ねあがるかのように、急激に自我が変容する。そのため、統合失調症の人は、再発をひどく恐怖し、忘れない。「発病前の自我」と「病気の顕在化以後の自我」とは、まったく異質であり、そのことの記憶は恐怖と共に強く刻みこまれている。グラフに書くと上向きの直線がある時点から急速に、不連続に、鋭角的に、立ち上がる。この時ご本人は、「自分の自我が自分のものでなくなる、自分の自我が遠くに行って自分のコントロールから離れる」という体験をされるわけだが、これはとても心細く無力

感の極に追い詰められて、パニックや恐怖に包まれている。この体験は、統合失調症の病的体験の中で一番怖い。だから彼らの再発不安はとても強い。そのため、再発に前駆するその人特有の症状（不眠続き、憂うつ気分など…）を治療者と確認しあい、再発直前に早め早めに手を打つことが可能になる。

薬だけでうつ病は治るか？

病院にいると製薬会社のセールスマンの出入りが激しい。まるで薬を変えたり増やしたりすることで、病気が治るかのような錯覚をばらまいていく。しかし、統合失調症に関しては、米国のハガティーによって、薬物のみならず家族教育や本人への心理教育、生活技能訓練などの心理社会的アプローチを加味したほうがはるかに「治療」の成果が上がることが証明されている。これはもう当たり前のことで誰も異議を差しはさまないだろう。さらには、住居をはじめとした環境面の整備、地域生活支援システムなどの整備の必要性は精神医療の世界にいるものなら誰でも分かるはず。

ところがだ、うつ病治療の場合にはこうした総合的な顧慮がなされていない。うつ病はあたかも薬だけで「治る」軽い病気であるかのような幻想があり、会社勤めの人なら、会社も本人も病気休暇を確保しないか、または休暇を得たとしても短期決着するはずだと思い込んでいるフシがある。そして、製薬会社ならびにそれと癒着した御用学者ももっぱら薬の絶対的効能ばかりを宣伝する。しかし本格的なうつ病であれば、前述したように職場復帰に三年くらいの時間を見込んでおいたほうがいい。まちがっても仕事しながら治療しようなどと思ってはいけない。

良い薬が出たのも事実だが、回復の基本は休息と環境整備という点では統合失調症の地域ケアとなんら変わりがない。なのに、統合失調症の社会復帰で求められているのと同じか似たレベルの議論が、うつ病の回復論もしくは社会的支援に関して出てこないというのは、おそらく「うつ病を本格的に治す」ところまでの実績が存在しないせいではないだろうか？　医学的にみても致命的に異なるのは、統合失調症に比べて、うつ病は「回復過程論」を持っていないところにある。

いやいや、それは悲観論で、うつ病は私の目に見えないところでほとんど治っていますよ、と言う人がいるかもしれないが、それならばうつ病の養生法に関する技術や知恵がどうして普及しないのだ？

思うに、今の医学と社会がうつ病を上手に治しきっていないのではないか。そのために成熟した「うつ病治療史」がないのだろう。うつ病は統合失調症のような障害を残さないとされているのをいいことに、病気としては甘く見られているのではないか？　うつ病がもたらす個人的社会的損失について、もっと深刻に、もっと本格的に考えられるべきなのではないか？

薬だけでうつ病が治るかのような妄想を至急に改めるべし。そして、うつ病患者の社会的実態調査やニーズ調査を行なうなどの手を打つべきではないか。「ウツ手がない！」などと言ってはいけない。これは国家的な課題であろう。

終わりに——沖縄からの手紙

前の職場では、この年で睡眠時間三時間程度という当直の繰り返しが一番身体にこたえた。「このままでは六〇歳までは生きられまい」と思った。で、三〇年余働いた職場を心ならずもトンズラして沖縄に移住した。まあ、人生いろいろだ。

『死ぬ瞬間』で有名な精神科医のキューブラー・ロスは、晩年に、「脳卒中に六回見舞われたけど、好きなタバコとチョコはやめないわよ」と豪語して車椅子の生活を送っておられたが（『人生は廻る輪のように』、角川文庫、二〇〇三）、私はこれからどうしよう？私は脳卒中にはなりたくない。

「田園まさに荒れんとするにいずくんぞ帰らざる」と述べて、田園生活に隠遁した詩人の陶淵明の余生は酒びたりだった。しかも隠遁とは縁遠い、世上への悲憤慷慨と苦悩に満ちた詩を作り続けた。しかし、これからの私の人生のモデルに、酩酊と詩作とはふさわしくない。

そもそも私を育ててくれたのは患者さんたち。従って、身につけた医術は私のものでなくて彼らのもの、つまり「人類の共有財産」だから、私は陶淵明のように酔いつぶれて死ぬわけにはいかない。

一方、欧州の人たちから「目からウロコ」の思いで学んだのは「人には国境のないこと」であった。それ故に、何とかアジアとの交流を広げたいというのが青森での夢だった。

ところが沖縄にきてみて思う、ここは東南アジアだ。そして沖縄は、その立地や歴史、人の交流など、日本で一番グローバルな視点と実践を豊富にもった土地柄である。アジアとの交流を広げるには絶好の環境だ。

このごろ市内の移動にバスを利用している。バスは市内均一で二〇〇円、初乗り四五〇円のタクシーを利用するより安い（石垣島ではタクシー初乗り三九〇円！）。インドでは、一日一ドルつまり一〇〇円以下で暮らしている人も多いという。とすると、私のバス代とタクシー代との差額の二五〇円はインドではべらぼうな高額になる。そんなことを思ってタクシー代を節約し、バス停のベンチで沖縄のオバーたちと並んで所在なげに座っていると、時間の流れはとてもスローで気持ちがいい。まるでベトナムにいるような気分になる。

この本は五月三日の憲法記念日に書き始め、初稿は沖縄戦終結とされる六月二三日の翌日に書き終えた。わずかここ三カ月足らずの間に、日中・日韓の外交関係は最悪となり、かねて念願していた東アジア共同体も先が見えなくなりつつある。

しかし、そんな世の中でもともかく生き続けてみよう。生きてみないと何がおこるか分からない。自分の命は世間のためでなく自分のためにあるのだから、世間から何と言われようが糞食らえだ。私も沖縄ののびやかな空気をいっぱい吸って生きるさー。ぬちどぅー、たから（命こそ宝！）。

この本を、自らの貴重な職をなげうって沖縄移住につきあってくれ、「結婚とは夫の屁をかぐことと見つけたり」とのたまう妻・浩美にささげる。また、私がこの本を書く気になるまで何年も待って下さった大月書店編集部の松原忍さん、書くにあたり貴重な助言をいただいた岩倉政城、石田悟、森諭の各氏に感謝申しあげます。

来週はボランティアでベトナムに行きます。

二〇〇五年七月三〇日

蟻塚亮二

◉著者略歴

蟻塚亮二

（ありつか・りょうじ）　1947年生まれ、精神科医。元藤代健生病院院長（青森県弘前市）、2004年から沖縄の病院に勤務。原発事故後2013年より、福島県相馬市のメンタルクリニックなごみ院長。主な著書『統合失調症とのつきあい方』、『沖縄戦と心の傷』（2014年度沖縄タイムス出版文化賞受賞）、『3・11と心の災害』（共著）いずれも大月書店刊。

うつ病を体験した精神科医の処方せん

2005年 9 月 16 日　第 1 刷発行
2019年 5 月 27 日　第17刷発行

定価はカバーに表示してあります

◉著者──蟻塚亮二
◉発行者──中川　進
◉発行所─株式会社　大月書店
〒113-0033　東京都文京区本郷 2-27-16
電話（代表）03-3813-4651
振替 00130-7-16387・FAX03-3813-4656
http://www.otsukishoten.co.jp/
◉印刷──祐光
◉製本──中永製本

ISBN 978-4-272-36055-0　C0047